JN126224

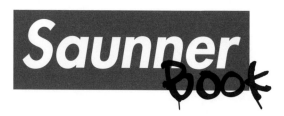

サウナー・ブック

松尾大（ととのえ親方）著

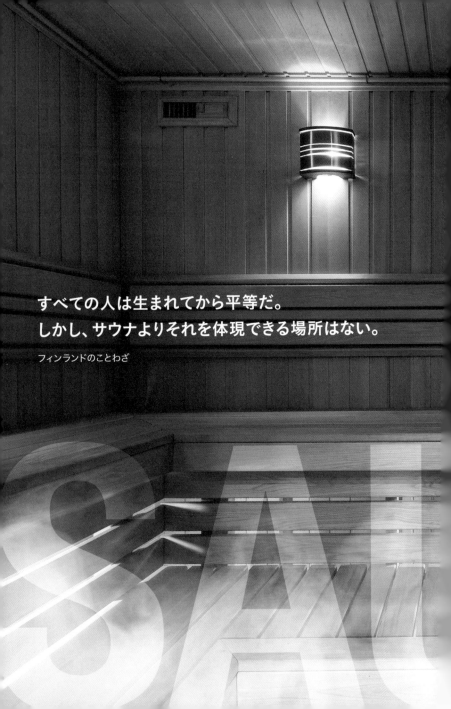

すべての人は生まれてから平等だ。
しかし、サウナよりそれを体現できる場所はない。

フィンランドのことわざ

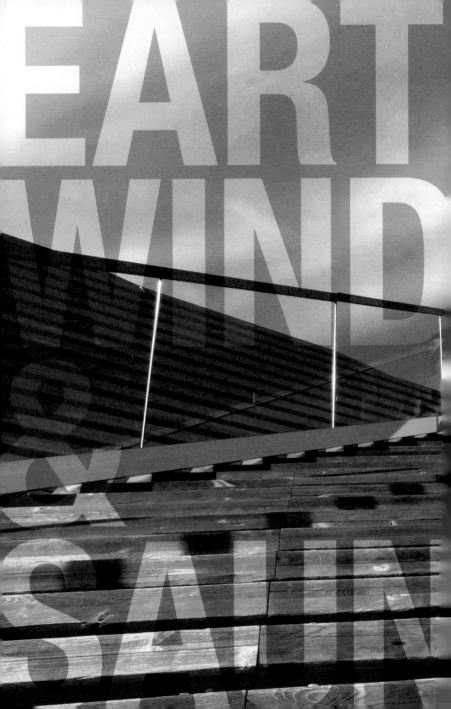

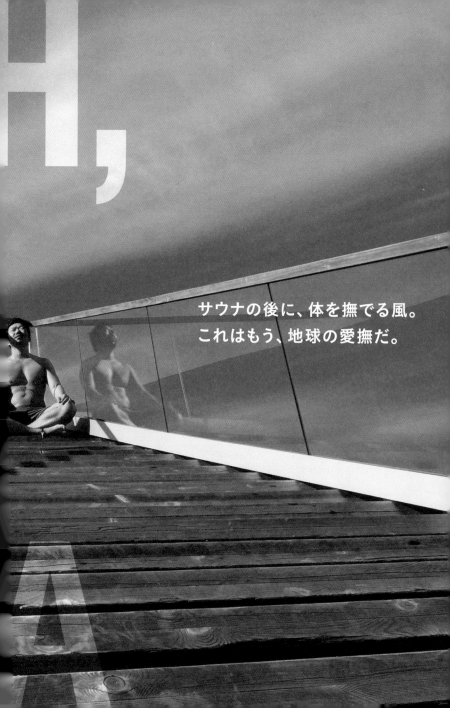

サウナの後に、体を撫でる風。
これはもう、地球の愛撫だ。

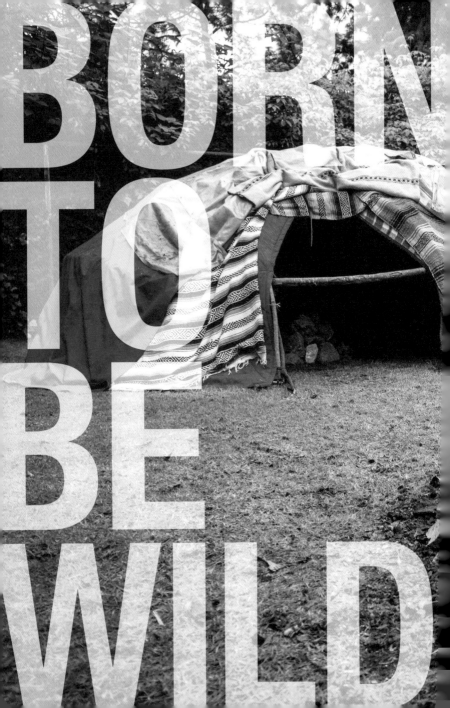

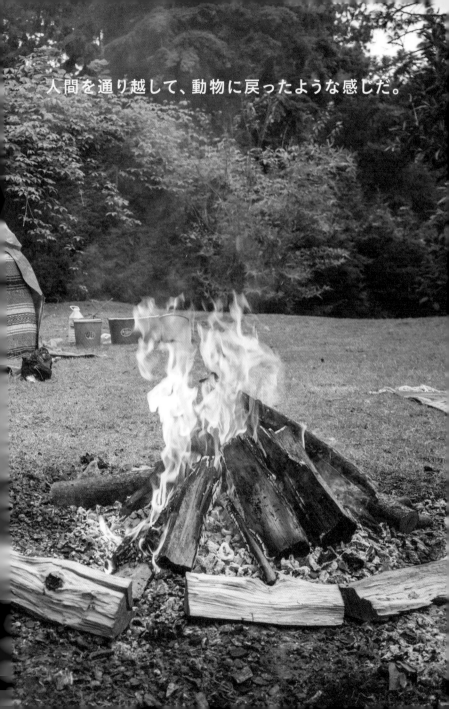

人間を通り越して、動物に戻ったような感じだ。

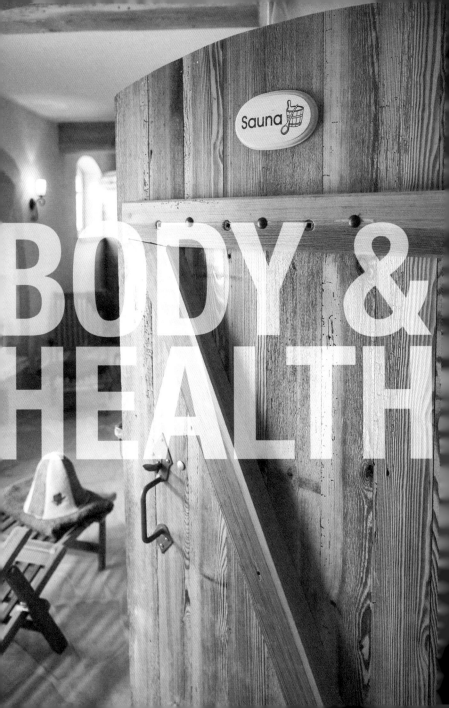

サウナ、酒、タールが効かないならば、
その病気は手の施しようのない致命的な病気だ。

フィンランドのことわざ

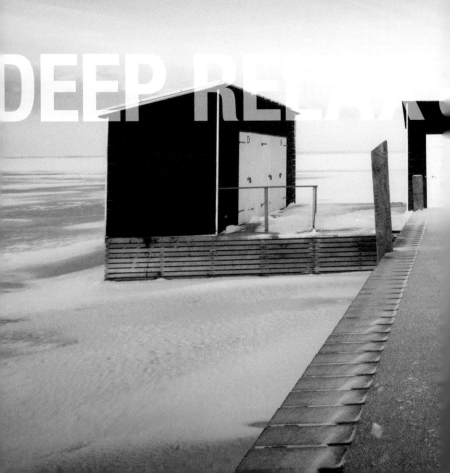

本当に、これが合法でいいんだろうか……

タナカカツキ（マンガ家・日本サウナ大使）

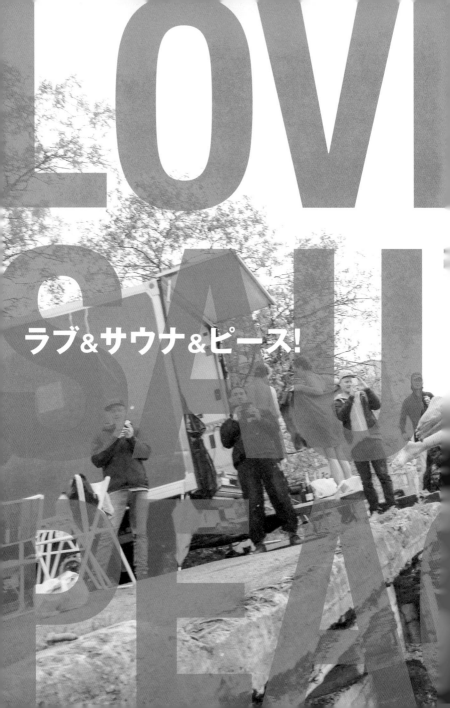

ラブ&サウナ&ピース！

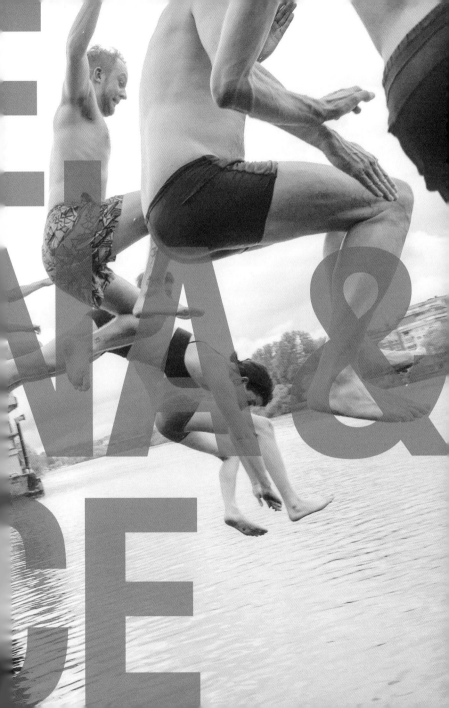

はじめに

トップサウナーの濡れ頭巾ちゃんが考案し、タナカカツキさんのマンガ『サ道』のおかげで世間に浸透した「ととのう」という言葉。ディープリラックスや恍惚感、解放感、多幸感などと表現されるが、僕の場合は五感が研ぎ澄まされ、眠っていた機能が覚醒する、再起動された感覚といっている。

サウナに入りはじめた20代半ばの頃は、まだ「ハマる」というほどではなく、飲みに行く前に入るくらいだったが、サウナに入れば入るほど、その「ととのう」感覚の虜になっていった。

もともと僕は、札幌で福祉施設やフィットネスジムなどを運営する経営者で、ただのサウナ好き。北海道を訪れる経営者や著名人をサウナへ連れて行き、多くの人をととのえ続けた結果、いつしか「ととのえ親方」と呼ばれるようになった。今では、旅館やホテル、スーパー銭湯などのサウナをプロデュースしたり、イベントやフェス、WEB連載や書籍、インタビューや対談の仕事をもらったり、本業よりも忙しく活動している。

サウナーとしての活動の原点は、今からおよそ4年前にさかのぼる。僕と同じように知人を片っ端からサウナへ連れて行き、「サウナ師匠」と呼ばれていた秋山大輔と共にサウナの本場・フィンランドを中心に、エストニアやデンマーク、クリスチャニア、スウェーデンと北欧を巡る"サ旅"をした時だ。札幌ではじめて会い、マニアックなサウナの話で意気投合してから約1年後。2度目の再会は、フィンランドで現地集合だった。

今や超有名ブランドとして知られている「THE NORTH FACE」と「patagonia」は、友人だったオーナー同士が山に登った時に、「山に対

してできることは何だろう」と話して生まれたブランド。

冗談半分で「俺たちはいつもサウナにもらってばかりいたから、何かサウナに恩返しをしないとな」といって笑い合っていたが、旅の最後にはフィンランドの大聖堂の大階段前で、「2人でサウナ界のTHE NORTH FACEとpatagoniaになろう」と誓った。

サーファーにはサーファーのブランドがあり、スケーターにはスケーターのブランドがあるのに、サウナのブランドはまだなく、「それなら自分たちで作ろう」「まずはサウナとファッションを結び付けよう」。それが、サウナー専門ブランド「TTNE」のはじまりだ。

当時はまだ「サウナはおっさんが入るもの」というイメージがあったが、ストリートファッションと融合させてサウナーTシャツを作ったり、モデルさんを呼んでサウナイベントを開いたりしているうちに、経営者やクリエイターの間でアツいカルチャーとして注目されるようになった。

また2019年には、サウナの最適な入り方を提唱する「日本サウナ学会」を設立し、「ととのう」の効能を科学的に解明する取り組みもはじめた。医師や大学と連携し、「ととのう」ことで脳波や人体にどのように影響していくのか、8億円ほどする最先端医療器具のMEG（脳磁図）などを使いながら、日々研究を続けている。客観的なデータを提示することで、「ととのう」という状態がどういう状態であるのかを可視化できれば、サウナ文化が根付くきっかけになるだろう。

さぁ。
"おっさんたちが汗を流す辛いサウナ"から"気持ちよくととのうサウナ"へ。
一度味わうと抜け出せなくなる「ととのいの境地」へお連れしよう。

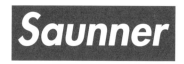

CONTENTS

すべてを変える サウナの効能と魅力
-18-

Column: 究極の「ととのい」原体験／人生を変えたビジョンクエスト
-34-

知っておきたい＆使ってみたい サウナ用語
-40-

ととのえ親方流 「ととのう」ためのサウナの入り方
-74-

対談：日本サウナ学会・加藤医師に、「正しい水風呂」を聞いてみよう。
日本サウナ学会代表理事《加藤容崇》×日本サウナ大使《タナカカツキ》×ととのえ親方《松尾大》
-116-

サウナーたちに聞く サウナライフ
-128-

ととのえ親方が選ぶ 絶対に行くべき "ととのう"ベスト37^{サウナ}
-154-

対談：日本のサウナは、世界一になる。
ととのえ親方《松尾大》×サウナ師匠《秋山大輔》
-195-

サウナー・ブック

松尾大（ととのえ親方）著

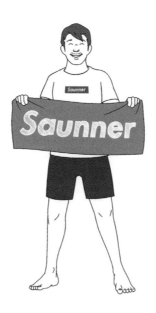

すべてを変える
サウナの効能と魅力

「サウナは体によさそう」
なんとなくそういうイメージを持つ人は多いよね。
実際僕自身は、長いことサウナに入り続けて、とてつもない効能と魅力を体感してきた。

サウナの効能は、血行促進や疲労回復、免疫力の向上、リフレッシュ、デトックスなど様々あるが、ここではその一例を見ていこう。

ちなみに、本書でいう「サウナに入る」とは、「サウナ室で汗を流すこと」だけを指すのではない。前提として、
①サウナ室で汗をかく ②水風呂でクールダウンする ③外気にあたり休憩する、この3つが1セットだ。

サウナ室で汗を流すだけでは、これから紹介する効能や魅力は実感できないかもしれない。
サウナ➡水風呂➡休憩（外気浴）のセットが、「サウナに入る」ことだと覚えておいてほしい。

①サウナ室で汗をかく

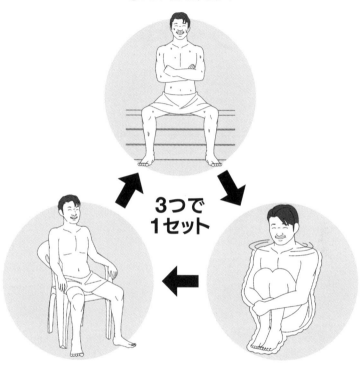

3つで
1セット

③外気にあたり休憩する

②水風呂でクールダウンする

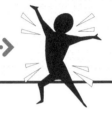

サウナの効能と魅力

①

運動後と同じ
リフレッシュ効果・爽快感

サウナの代表的な効能として挙げられるのがリフレッシュ効果・爽快感だが、それは運動後に得られる爽快感に似ている。
すごく気持ちよくて、なんだかやりきった感がある（笑）。

サウナの高温と水風呂の低温の刺激を繰り返していると（温冷交代浴）、一時的に心拍数が増加したり、血圧が上昇したりして、体は運動している時と同じような興奮状態になる。さらに、体温上昇、発汗、そして爽快感など、どれも運動との共通点ばかり。つまりサウナに入ると、体を動かさずに運動と似たような効果を得られるんだよね。

事実、2019年にはドイツの研究により、サウナが軽いトレーニングと同じくらいの心臓や血管を鍛える効果があることがわかった。
なんでも25分間のサウナ浴と30分間の休憩によって心臓にかかる負荷が、エアロバイクを時速25～30kmで漕いだ人にかかる負荷に相当するという。これはなかなかハードな運動だけど、サウナに1時間ほど入るだけで同じ効果が得られるなら、楽チンだよね。

ちょっと難しい話になるけど、人間には交感神経・副交感神経という
ものがあり、これらは自律神経と呼ばれ、血液や臓器の働きを司る神
経系のことを指す。

「暑い」サウナ室や「寒い」水風呂では、体が「死にそ〜!」と危険信
号を出しているため交感神経が優位に働くが、休憩（外気浴）でいつ
もの環境に帰ってくることで一旦リセットされる。つまり、交感神経
優位の状態から副交感神経優位の状態に切り替わり、人体への危険
から解放される。この時に感じるホッとする感覚、パソコンを再起動
するような感覚が、爽快感であり、「ととのう」感覚なのだ。

運動後というのは、体に負荷をかけた後、いつもの環境に帰ってき
た状態。つまり、サウナ→水風呂→休憩（外気浴）を終えた後の状
態と同じ。運動には得意・不得意があるが、サウナは誰でも楽しめる
ものだから、より手軽に爽快感を味わえる。

毎日運動する、ランニングするとなると、なかなか大変だけど、気持
ちいいサウナなら続くよね。フィットネスジムを運営する僕がいうの
もアレだけど（笑）。

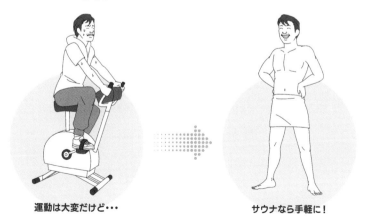

運動は大変だけど・・・　　　　　**サウナなら手軽に！**

メンタルが安定し
幸福感が高まる

僕たちは普段、交感神経優位の緊張モードと副交感神経優位のリラックスモードを切り替えながら生活しているけど、このバランスがおかしくなるとうつ病などの精神疾患につながることもある。

空調の効いた室内で過ごす時間が多くなった現代では、この交感神経が鈍りがちなんだよね。さらに最近は、「ストレス社会」なんていわれて、自律神経の乱れが問題視されているけど、そんなものはサウナに入れば一発で解決する（はず）。

「運動後と同じリフレッシュ効果・爽快感」でも書いたが、サウナに入ることで交感神経と副交感神経のスイッチを短時間で自動的に切り替えてくれるから、それを繰り返すことで自律神経が鍛えられ、バランスが取れるようになり、メンタルの安定につながる。
僕のまわりでも、サウナに入ることでメンタル不調を克服した人は大勢いるよ。

また「幸福感が高まる」については、僕自身が生き証人だね（笑）。
だって、毎日めちゃくちゃ幸せだもん。
家族にも、友人にも、自然にも、地球にも……いつも感謝しながら生きている。

実際、サウナに入ることで、脳内ホルモンのβ-エンドルフィンが分泌され、オキシトシンや「幸せホルモン」と呼ばれるセロトニンが上昇することは科学的に証明されている。

一家に一台くらいサウナがあるといわれているフィンランドは、世界幸福度ランキング1位の国だからね。
この結果だけでも、サウナと幸福感の関係は見えてくるよね。

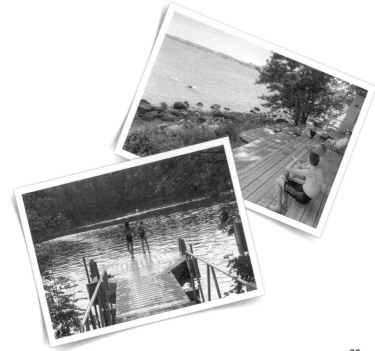

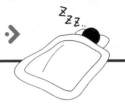

サウナの効能と魅力
③
ぐっすり眠れるようになる

「睡眠」に悩んでいる人も多いよね?
でもそれもサウナに入れば一発。僕自身、サウナに入った日はぐっすり眠れる。というか、ほぼ毎日サウナに入っているから、逆に眠れない日がないくらい。

サウナが生活の一部になっているフィンランドには、「サウナがあれば、睡眠薬は必要ない」という言葉があるんだけど、まさにその通りだと実感しているよ。

実際、数値としても表れていて、「日本サウナ学会」代表理事で医師の加藤容崇さんが自分の睡眠状態を計測し、「サウナに入った日とそうでない日の深い睡眠の割合」を調査したところ、その割合は前者が約28%、後者が約14%になることがわかったんだ。つまり、サウナに入った日は、2倍深く眠れるってこと。

理想の睡眠時間は約8時間といわれているけど、実際にはそんなに眠れている人は多くないはず。
サウナに入って、ぐっすり深く眠ろう。

④

免疫力が高まる

僕はめったに風邪をひかない。というより、そもそも体調を崩すこと自体ほとんどない。二日酔いはたまにあるけど、同じように酒を飲む人に比べたら、圧倒的に少ないんじゃないかな。これは、間違いなくサウナのおかげだ。

ウィーン大学の研究チームが発表した論文によると、週に2回以上サウナに入るグループと、サウナに入らないグループの風邪の罹患率を6カ月間にわたって調査したところ、サウナに入る人は、入らない人よりも約50%も風邪にかかる割合が低いことがわかっている。
またその差は、6カ月のうち後半の3カ月以降から顕著に表れている。
それはつまり、サウナを習慣にすることで風邪をひきにくい体になる可能性が高まるということ。
他にも、心臓病やアルツハイマー型認知症のリスクが軽減されることも判明していて、つくづくサウナのスゴさには驚かされるよ。

まわりのサウナーたちも元気のない人なんていない。
みんないい感じのテンションだし、仕事もできる人たちばかり。
風邪をひいている人には、いつもこういっているよ。
「サウナが足りてないんじゃないの?」

美肌になる

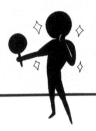

「肌が本当にキレイですね」「化粧水は何を使っているんですか?」
なんてことをよく聞かれるんだけど、実はほとんどケアなんてしていない。サウナに入るだけでキレイな肌を保てているから、美肌キープのコツはサウナだと思っている。フィンランドには、「女性が一番美しいのは、サウナを出た後の1時間」ということわざがあるけど、サウナを出た後の女性は、本当に肌もつるんとしているし、天然のチークを塗ったようにほんのり赤くなっていて、すごくキレイに見える。

まわりのサウナーも肌がキレイな人は多いよ。
美のためにサウナに通う女性サウナーもたくさんいるしね。
サウナに入ることは、全身美顔器に入るようなもの。
これは僕が作った言葉なんだけど(笑)、しっかり湿度が保たれたサウナに入っていると、本当にそんな気分になるよ。
そのうち「サウナ合コン」や「サウナ婚活」なんかもはじまるんじゃないかな? サウナを出てすぐ、一番美しい時に出会って話すの。
バッチリお化粧して挑むのではなく、自然のままのピュアな美しさで。
水着を着て、サウナ→水風呂→休憩(外気浴)を一緒にやるのもいいね。ドキドキ感を恋心と錯覚して好きになってくれる「吊り橋効果」みたいなことも期待できるかも!?

サウナの効能と魅力
⑥

優しくなれる

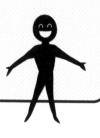

一番のサフレ（サウナ友達）であり、TTNEの相方でもある、「サウナ師匠」こと秋山大輔は、「優しくなるためにサウナに入っている」といっていた。

僕もイライラすることはあまりないし、心に余裕が生まれている実感があるから、その言葉を聞いて「なるほど」と思ったよ。

子育てしていると、特に実感するね。
いうことは聞かないし、余計なことはするし、イライラしてしまいそうなことはたくさんあるけど、サウナに入っていれば落ち着いていられる。
むしろ微笑ましく感じることが増えた気がする。

まわりのサウナーも、みんな優しいよ。
そしてモテる！
余裕があって、優しい人になれるから、モテるようになるんだろうな。

サウナってすごくない？

最高のコミュニケーションがとれる

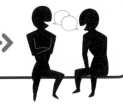

はじめて会う人と、サウナ（施設ではなくサウナ室内）で待ち合わせすることがあるんだけど、そうすると出会った瞬間にお互い素っ裸。サウナで、フルチンで同じ時間を過ごせば、あっという間に深い関係になれる。変な意味じゃなくてね。

1億円するような時計をつけていても、スーツでビシッと決めていても、素っ裸になるから関係ない。どんなに身分の高い武士でも刀を持ち込むことができなかった茶室みたいなものだよね。
だから、驚くようなスゴイ人とも、いきなりフラットな関係を築ける。「飲みニケーション」って言葉があるけど、その5倍はいいコミュニケーションが取れているイメージだね。

実際、Yahoo!の代表取締役CEOの川邊健太郎さんや真心ブラザーズのYO-KINGさんとは、サウナを通して親交を深めることができた。サウナがきっかけで、多くの縁がつながったのは本当にありがたいことだね。

さっきも書いたけど、精神が安定して優しくなれるから、重要な商談や打ち合わせの前に必ずサウナに入るようにしている人もたくさんいる。

ロシアの大統領だったエリツィンが、盛んにサウナ外交をしていたことも有名だよね。

まだ研究段階だけど、サウナに入った後は人間の認識系を司る頭頂葉が活性化していること、覚醒度と反比例するといわれるデルタ波の減少も確認されていて、「頭がクリアにスッキリする」状態になることもわかっている。

良好な人間関係を築くことができ、頭が冴えてアイデアも生まれる！「サウナは、クリエイティブな発想を生み出す装置」、「サウナで考え、水風呂で決断する」なんて言葉もあるくらい。

日本サウナ大使でもあるマンガ家・タナカカツキさんは、いつもサウナでマンガのアイデアを練っている。それどころか、そのまま施設内でマンガ描いちゃっているよ（笑）。

最近はコワーキングスペースを併設した施設もあって、サウナミーティングなど、経営者層からは仕事場としても注目されている。

サウナで仕事をしたり、ミーティングをしたり、会社内にサウナがあるのが当たり前になる日も、そんなに遠くないんじゃないかな。

両国湯屋江戸遊／ワーキングスペース（P172）

一番の魅力は、
やっぱり「ととのう」こと！

サウナの効能という意味では、僕が最も重要視しているのが、「ととのう」こと（乱れたものをなおす「整う」と、調和・まとまる「調う」の両方の意味を持つイメージだから、ひらがなの「ととのう」という表現を僕は使っている）。

「ととのう」という言葉が持つイメージは様々あるけど、僕の中にある感覚は、ディープリラックス、恍惚感、解放感、多幸感……そして再起動！
五感が研ぎ澄まされ、心が静まり広がっていき、眠っていた機能が覚醒する感じ。

フラフラする感じをととのうと表現している人もいるね。確かに気持ちよくて、「天国かもしれない……」と感じるけど、体の危険信号の場合もあるから、注意してほしい。

あと、長時間走った時にたどり着く境地、陶酔感や恍惚感を表現する

「ランナーズハイ」も、ととのう状態に近いんだと思う。「ゾーンに入る」という言葉もあるけど、それも近い感覚かもね。
サウナなら、安ければ700円程度、1時間もあればその領域に到達できるんだから、コスパはかなりいいと思うよ。

普段生活している時の自分を「都会人」、「虚無」の状態にある自分を「人間」とすると、毎日その2つを行き来している。サウナに入ると、一旦、人間から動物に戻るというか、頭で生きている自分を感覚的な自分へ戻せる気がするんだよね。
わかりやすくいえば、落ち込んでマイナス3になっていたり、テンションが上がっちゃってプラス3になっていたりするのを0に戻す感じ。
過去でも未来でもなく「今」「ここ」にいる状態、といってもいい。

たとえば車やテレビ、冷蔵庫の音、蛍光灯の光は、絶えずノイズとして自分の中に入ってきて、疲れている人がほとんどだと思う。
一方サウナは、テレビさえなければ、無音に近い状態になる。適度に暗くて、木の香りがして、森や洞窟の中で焚き火をしているような感覚になれる。
屋久島の木々の中に1時間もいれば自分と向き合えるかもしれないけど、普段の生活ではなかなかできない。裸で木に囲まれた状態になれるのって、サウナくらいじゃないかな。サウナを通して、自然を感じて、本来の自分を取り戻す。そんなイメージだね。

1日の中で何分とない、邪念がまったくない「虚無」の状態になれるという点では、自分の内面と向き合う「禅」や「マインドフルネス」、「瞑想」に近いかもしれない。

禅やマインドフルネスは習得するまでにかなりの時間を要するけど、サウナはなんのスキルがなくても、修行しなくても、自動的にその状態になれる。

また、運動した後の爽快感もそう。サウナなら30分、1時間で爽快感を得られ、得意・不得意がなく誰でもできるのが魅力。慣れてくれば15分くらいでととのえられるようになり、「朝ウナ」してから仕事をすることもあるくらいだ。

五感が鋭くなって、目はよく見えるし、耳もよく聞こえる、肌感覚も味覚も変わる。美術館やコンサート、寿司を食べる前にサウナに入ると、いつもより美しく見えて、いつもよりいい音に聞こえて、いつもより美味しくなって、いつもより気持ちよくなって……何をするにも、絶対にサウナの後の方がいいよ。

だから、「サウナに入ったら痩せますよね?」とよくいわれるんだけど、サウナ後の飯が美味すぎて、逆に太っちゃう人もいるよね。僕もそうだけど(笑)。
確かに新陳代謝がよくなり、脂肪を燃焼しやすい体になるからダイエット効果があるともいわれるけど、それ以上にサウナのおかげで日常を格上げできることの方が魅力は大きいと思う。普段通っている道の見え方すら変わってくるよ。

どんなドラッグもいらない。いわば合法ドラッグみたいな(笑)。
サウナーの間では、「こんなに素晴らしいサウナは、そのうち非合法になって、サウナでととのっていたら逮捕されてしまう時代が来てしまうかも」なんて冗談も出るくらい。

この本は、この「ととのう」状態に導くものだ。
入り方に正解はないんだけど、はじめての人でも挑戦しやすいよう、
入り方のフォーマット的なものを紹介するから、ぜひ試してみて！

うまいもヘタもない。
はじめてサウナに入ったとしても、今日いきなりととのうことだって
できるよ。

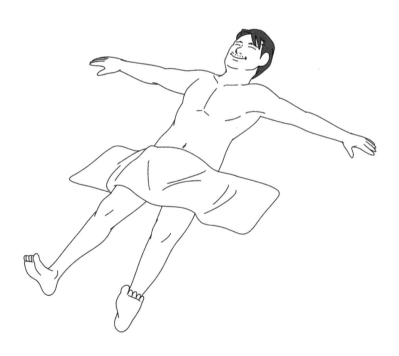

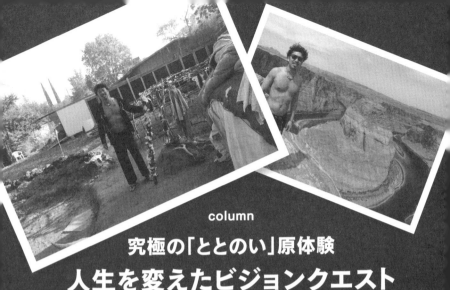

究極の「ととのい」原体験
人生を変えたビジョンクエスト

＊　＊　＊　＊　＊　＊　＊

インディアンの4大儀式のうち、最も過酷なもののひとつとされている「ビジョンクエスト」は、村の大事なことを決めたり、成人になってリーダーを決めたりする時に行われる儀式だ。

もともとは、大好きだったインディアンジュエリーのブランド「ゴローズ」の高橋吾郎さんがサンダンスというインディアンの儀式を経験したのを知っていて、その影響で興味を持っていたんだよね。「いつかやってみたい」と思ってはいたものの、インディアンの部族との関係性がないと儀式を受けることはできないので、半ばあきらめていた。

しかし、友人の健太郎から「インディアンとのパイプができたから、一緒にビジョンクエストをやりにいかない？」と持ちかけられ、当然ふたつ返事でOK。「過酷だろうな」と覚悟はしていたけど、想像をはるかに超えた過酷な体験をしたよ。しかし同時にそれは、これまでの人生

における「究極のととのい体験」でもあったんだ。

「ビジョンクエスト」では、断食・断水で、アリ
ゾナの山奥の木の下に5日間ただ座ってい
なければいけない。夜ももちろん動いてはい
けない。屋根も壁もないところで、大地の上に雑魚寝す
る。どんな野生動物が襲ってくるかわからない。
まわりには誰もいなくて、昼は37℃くらいの灼熱、夜は4℃くらいの極
寒という過酷な状況下。ケータイや本なんてもちろん持って行けず、
持ち物は寝袋と敷物だけ。
「死人が出ることもあるんじゃないの?」と冗談っぽく聞いたら、「出た
こともある」といわれた。ただ不安しかない……。

修行をはじめる前に、たばこの葉を布で包んでテルテル坊主のような
ものを400個作るという。しかも、頭に思い浮かぶ400人に感謝しな
がら。お父さん、お母さん、きょうだい、嫁さん……と最初は順調でも、
途中から全然出てこなくなり、学校の先生とか頭にくるやつとか名前
も知らないコンビニのオヤジとかも含めて、やっとの思いで400人に
感謝し終えた。

すると、修行のはじまりとしてまず連れて行かれ
たのが、「スウェットロッジ」というインディアン
のサウナだった。スウェットロッジは、お母さ
んの子宮をイメージしたもので、子宮の中
に一度戻って、生まれ変わって出てくる

という意味合いがある。

　薪で火をおこし、大量の石をガンガンに熱し、その石をスウェットロッジに入れ、水をかける。あっという間に僕たちがいるロッジ内は蒸気と熱気でいっぱいになり、体感温度は一気に100℃を超えた。ジリジリと体中の水分が奪われていく。

ここで水分を限界まで出させられ、そのまま山奥に連れていかれる。壁も屋根もなく、コヨーテやオオカミもいる環境で、遠吠えが聞こえてくるような場所だ。

こんなところで、これから5日間も過ごすのか……とさらに不安は募る。

ただそこにジッと座り、1日、2日と時間が過ぎていく。

ほとんど動かずに座っているから、3日目くらいになると、死ぬのを待っているのか、もう死んでいると思われたのか、頭上に鳥が旋回しはじめた。

あまりにもつらすぎて、途中で「ギブ！！」って叫んだけれど、こだましただけで何も起こらない。とにかく喉が渇いて仕方なかった。

喉が渇きすぎて、もはや空腹すら感じない。

目ヤニも何も出なくなる。

結果的に6kg痩せたんだけど、そのうち「自分が自分を食べる音」が聞こえてくるんだよ、6kgの塊が体内からなくなっていく音が。その頃には、もはや喉が渇いたとか、腹が減ったとかはまったく

なくて、自分が自分を食べる音だけが聞こえ、
自分がしぼんでいくのを感じていた。
ある時からは、地球に座って自転している
のもわかってくる。自然の一部、いや、
もう地球の一部になっていた。心が凛
として澄み渡り、どんどん五感が研ぎ澄まされ
ていく。もう自分が空っぽになっているのも感じ、0に
戻ったような気分になる。

そして0の状態から再起動。人間を通り越して、もはや野生に還って
いた。野ウサギが来て、「お前何やってんの?」って話しかけられてい
るような気がした。しかもその野ウサギ、後から仲間を連れてきて「ほ
ら、あそこに変なやついるだろ?　ウケる!」って(笑)。

3日目の朝に、インディアン2人が一度生存確認に来てくれた。
それまでは、気温差で朝に霜がおりたのをちょっと吸うくらいしかで
きなかったが、スペシャルメディスンというサボテンをこした液体を
少しと、ペヨーテというトゲのないサボテンを一切れ食べさせられ
た。

そのインディアンたちも、実は火を絶やさずに5日間ずっとスタートの
場所で祈ってくれていて、離れているのにつながっている感覚もわ
かったから頑張れた。それでもやっぱり、「2人のインディアンたちし
か俺の居場所を知らないから、彼らが帰り道に交通事故とかに遭っ
ちゃったら俺死ぬじゃん!」と何度も不安に襲われた。

そしてようやく迎えた5日目の最終日。
インディアンたちが迎えに来てくれて、すべて空っぽの状態で下山。
なんとか生き延びたことにホッとしたのもつかの間、なんと再びスウェットロッジに入るというのだ。この時ばかりは、さすがに死んでしまうのではないかと怖くなった。

意識が朦朧とする中、ガンガンに熱せられた大量の石が投げ込まれる。信じられないくらいの熱が全身を襲う。火傷するくらい熱い。もはや汗は一滴も出ない。乾ききった体が、さらにキューっと縮んでいくような気がした。
その時、熱々の石に水がかけられた。一気に水蒸気と熱波が広がる。
「やばい、死んでしまう……」
と思ったその瞬間、僕の体に異変が起こった。
あまりにも体が水分を求めていたのか、汗腺がバババババーッと一気に開いて、その水蒸気を皮膚が吸いはじめたのだ。汗を出すための汗腺が、まるで生き物のように空中の水分を吸っていた。これは本当に驚いた。
さらに、息を吸うとその水蒸気が入ってきて、まるで水を飲んでいるかのように染み渡る。汗を流すのではなく、体全体で水蒸気を吸う。その感覚が信じられないくらい気持ちよかった。

その後、スウェットロッジを出て、ついに
修行は終了。
インディアンたちに「よくやった！」と称えられ

た後に、小さなスイカが手渡された。

それを口にした時……涙が出るかと思った。というか、たぶん出ていた。

あれは、本当にめちゃくちゃ美味しかった。間違いなく、今まで食べたものの中で最高。そしてこれから先も、あのスイカよりも美味しいものには出逢えないだろう。

「死ぬかもしれない」という極限状態で味わったあの感覚は、体験した人にしかわからない。二度とやりたくないが、貴重な体験をしたなと思う。

ビジョンクエストで味わった「究極のととのい」は、あれ以来一度もないが、それに最も近い感覚を得られるのがサウナだ。

ちなみに僕がたどり着いたビジョンは、結局「水が飲みたい」だった……。

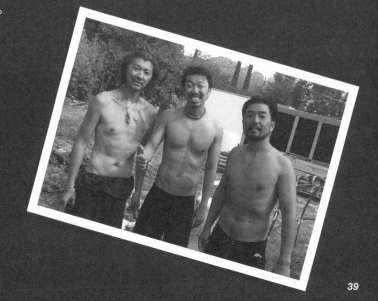

知っておきたい＆使ってみたい
サウナ用語

まずは、僕たちサウナーの間で飛び交っている「サウナ用語」を、
サウナの基礎知識や豆知識を交えながらご紹介！
これらの用語をすべて理解し、使いこなせるようになった時、
あなたはもう、間違いなくサウナから離れられなくなるよ。

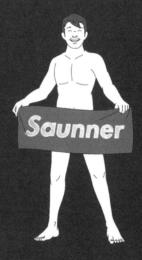

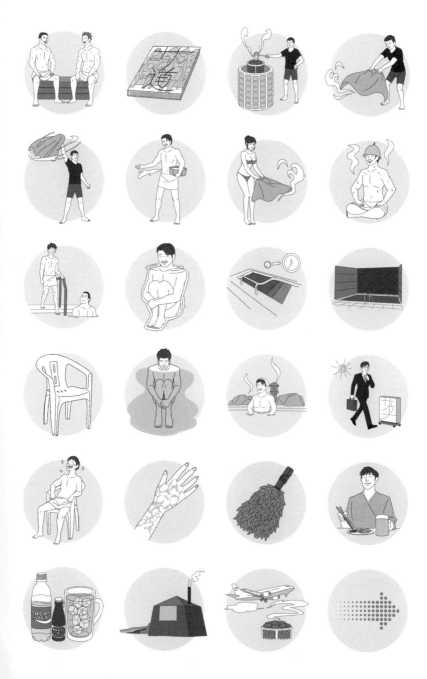

サウナー
[Saunner]

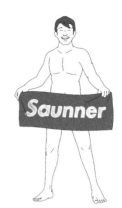

サウナ愛好家、サウナを心から愛する人のこと。
「サウニスト」という呼び方もある。
サウナで汗をかく人を「サウナー」と呼ぶが、サウナで汗をかくだけに
留まらず、サウナのために汗をかき、サウナ啓蒙活動に貢献する人を
「プロサウナー」と呼ぶ。

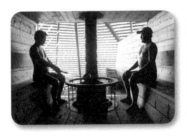 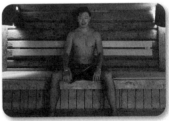

使用例

サウナーの2人が書いた本『人生を変えるサウナ術』を読んで、サウナ
にハマっちゃった。俺もすっかりサウナーの仲間入りだぜ。

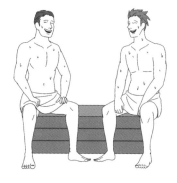

サフレ
[Sauna friend]

サウナを一緒に楽しむサウナフレンドの略称「サフレ」。

好意をもたれているものの恋人にする気はない男性を、精神的サンドバックとして扱うフレンド「サンドバッグフレンド」のことではないので、ご注意を。

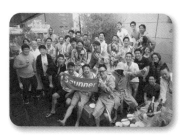 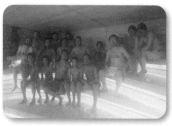

使用例

彼との関係は特別。

週2回は一緒にサウナで過ごすサフレだから。

サ道
[Sado]

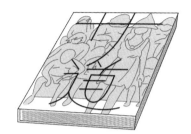

『バカドリル』『コップのフチ子』などで知られ、日本サウナ・スパ協会の「公認サウナ大使」でもあるプロサウナー・タナカカツキさんが、自身をモデルとし、実体験をもとにサウナの奥深さや入り方・マナーなどを描いた作品。サウナの道＝サ道を究めていく過程やそこで出逢う個性的な人々との出来事をウィットに表現したサウナマンガ。

2019年に、テレビ東京のドラマ枠「ドラマ25」で、原田泰造さんが主人公となってテレビドラマ化もされ、「ドラマを観るだけでととのう」と話題に。さらに同年、年末スペシャルも放送された。

サウナの歴史を語る時に「タナカカツキ前」「タナカカツキ後」といわれるほど、サウナ界に最も大きな影響を与えた、サウナーなら絶対に読むべきサウナ伝道マンガ。

使用例

サ道を読んでいないなんてモグリだな。
サウナーと名乗る資格なし！

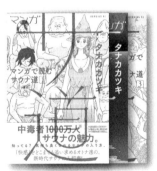

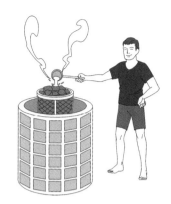

ロウリュ

[Löyly]

サウナの本場・フィンランドの言葉で、熱された蒸気という意味。ことわざで「サウナの魂」ともいわれる。

熱したサウナストーンにアロマ水をかけて蒸気を発生させることをいい、体感温度を上げて発汗作用を促進する効果がある。

この蒸気をあおぐことを「アウフグース」というが、日本では混同されがちで、あおぐ行為も含めてロウリュと呼んでいる施設も多い。

入浴者が自由に自分で水をかけることができる「セルフロウリュ」や、一定時間ごとに自動的に水がかかる「オートロウリュ」設備などもある。

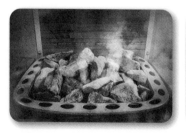
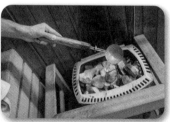

使用例

笹塚のマルシンスパ、サウナ室にTVがないから、ロウリュの時の「ジュワー」って音が心にしみるんだよなぁ。セルフロウリュもできるから、ついつい長居しちゃうよ。

アウフグース

[Aufguss]

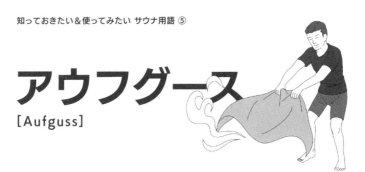

ドイツ語で直訳すると「輸液」「注入」などを意味する言葉。日本では「熱波」と呼ぶサウナ施設もある。

熱したサウナストーンにアロマ水をかけて蒸気を発生させるロウリュを行なった後に、立ち昇った蒸気を専門のスタッフ（熱波師）がタオルなどであおぐパフォーマンス。あおぐことで、サウナ室内に熱気を広げると共に、入浴者に香りと熱波を直接浴びせかけて一気に発汗を促す。

アウフグースが終わった後に、熱波師にリクエストして、もう一度アウフグースを受けることを「おかわり」「おかわり熱波」という。熱波師が終了後に「おかわりの方はいらっしゃいませんか？」と聞いてくることもある。

使用例

14時からのアウフグース、伝説の熱波師があおぐらしいよ。
一緒にイカない？

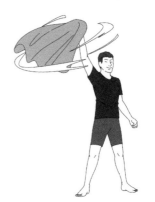

熱波師

[Aufgießer]

熱したサウナストーンにアロマ水をかけて蒸気を発生させるロウリュを行なった後に、タオルやうちわをあおいで「熱波」を室内に対流させたり、入浴者に直接浴びせかけたりするアウフグース・スペシャリスト。「アウフグーサー」「アウフギーサー」とも呼ぶ。

風の魔術師とも称される熱波師たちのパフォーマンスは、極上の体感型エンターテインメント。美しいタオルさばきで上質な熱波を送るのみならず、巧みな話術でサウナーたちの心をつかむ人気熱波師が、全国各地に多数いる。

熱波師たちが集結し、日本一を目指して競う大会「熱波甲子園」も毎年行われており、サウナの知識を問うクイズ、タオルあおぎによる風速の計測やペットボトル倒し、そしてサウナ内でのパフォーマンスを競い合っている。

お気に入りの熱波師に出会うことができれば、サウナの楽しみ方がまたひとつ変わるだろう。

使用例

サウナーオブザイヤーに輝いたこともある熱波師、エレガント渡会の技術はやっぱりハンパないよね。送る熱波のコントロールも正確だし、強弱の使い分けも実にエレガント！

激アツ熱波師

〜絶対に浴びておくべき風がある〜

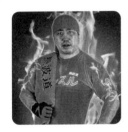

サウナそのもの・井上勝正
（ホーム：神奈川・横浜「ファンタジーサウナ＆スパ おふろの国」）

元プロレスラー。圧倒的な存在感を示す熱波師で、今では「サウナ皇帝」とも呼ばれている。熱波中に連呼する「パネッパ」が代名詞。JSNA熱波師検定講師。ドイツサウナ協会公認熱波師。第10回熱波甲子園社会人の部優勝（大日本プロレスチームとして出場）。

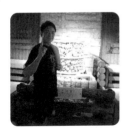

エレガント渡会
（ホーム：北海道・札幌「ニコーリフレ」）

"国内屈指の巨大水風呂"で人気の札幌「ニコーリフレ」支配人・熱波師。高校卒業後、ニコーリフレに入社。以来22年間サウナ業に勤しむ。日本一エレガントな熱波師としてメディア出演多数。ドラマ『サ道』第4話に出演し、その人気に拍車がかかり注目を浴びている。

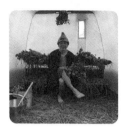

マグ万平
(ホーム：東京・笹塚「天空のアジト マルシンスパ」)

プロダクション人力舎所属のピン芸人として活動する傍ら、サウナに年間250回以上通うほどサウナ好き。好きが高じて、サウナ施設でも働くようになる。フィンランドサウナアンバサダー、サウナ・スパ健康アドバイザー。

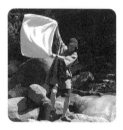

アウフギーサー福永
(ホーム：熊本・熊本「湯らっくす」)

サウナーの間では"西の聖地"として有名な熊本「湯らっくす」に勤務する人気の熱波師。ドラマ『サ道』第11話に出演。ドイツサウナ協会認定アウフギーサー。2018年第一回熱波甲子園ヤング熱波杯優勝。

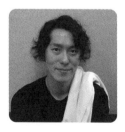

足立琢哉
(ホーム：長崎・佐世保「サウナサン」)

長崎県佐世保市にある老舗カプセルホテル「サウナサン」支配人・熱波師。お客様が気持ちよく発汗できることを追求し、熱波師道を真摯に突き進む若き実力者。アウフグース九州チャンピオン、ヤング熱波杯技能賞(2018)受賞。

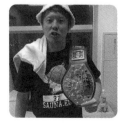

箸休めサトシ／アウフグース加藤
(ホーム：神奈川・横浜「スカイスパ」)

横浜駅直結、天空のSPA「スカイスパ」勤務のサウナ芸人。彼の扇ぐ熱波はサウナーの心を鷲掴み。アウフグースだけでなく、ネタ&トークも最高。2019年熱波甲子園秋覇者、ドイツサウナ協会認定アウフギーサー。

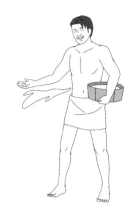

ウォーリュ
[Wally(Wall+Löyly)]

ウォール (壁) にロウリュで「ウォーリュ」。サウナ室の壁にそっと水をかけること。カラカラピリピリの体に悪そうなサウナで、湿度をととのえるための手段として、僕が勝手に考案。

乾きすぎたサウナ室の壁にそっと水をかけてあげると……あら不思議！　木の香りが立ち込め、湿度が上がり肌にもよく、体感温度も上がり、いい汗が流れ……本来のサウナポテンシャルが発揮される。

ロウリュできない時はウォーリュで対応。お花に水を与えるように、サウナへの水やりを。もちろん、施設によっては禁止されているところがほとんど。「サウナ室を傷めることになる」という声もあるが、僕自身は、逆に施設のために必要なことだと思っている。ウォーリュは、ロウリュできるサウナストーブに買い換えることなく、ウェット＆マイルドなサウナ室に変化させられるひとつの方法。カラカラになったサウナを蘇らせるために、ウォーリュを取り入れる施設が増えていくことを切に願う。サウナ施設のオーナーさん、ぜひご検討ください。

使用例

北海道の帯広にある「森のスパリゾート 北海道ホテル」では、サウナ室内のポテンシャルを最大限発揮するために、壁に施した白樺の切株に温泉をかけるウォーリュを実施しているんだって。

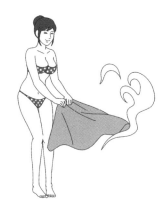

ニュウリュ

[Nyuly（Nyu＋Löyly）]

巨乳の女の子がビキニ姿で、ロウリュ＆アウフグースを行うこと。
ホリエモンこと堀江貴文さんが命名。

川沿いのテントサウナに入った際に、そこに巨乳の女の子がいて、熱したサウナストーンに水をかけ、発生した蒸気をうちわであおいだら、見事に胸が揺れていた。それを見て、「これは発明だ！ ロウリュじゃなくてニュウリュだ！」と生まれた、最も新しいサウナ用語。

堀江さんは、「俺は正直5分ぐらいでサウナあがるのに、ニュウリュのおかげで30分もいられた。俺以外もみんないた。サウナに30分いられるイノベーションだよ」と力説している。

残念ながら、僕の知る限り、サウナ施設でニュウリュを実施しているところはまだない。そして、僕も経験したことがない……。

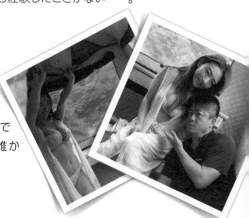

使用例

今度、湖のほとりのキャンプ場で
テントサウナやるんだけど、誰か
ニュウリュできる人、知らない？

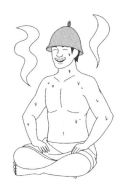

サウナハット

[Sauna hat]

サウナで頭部を守るために装着する帽子。羊毛フェルトで作られた
ものが多い。

サウナ室内は上の方ほど温度が高いので、体よりも先に一番高い位
置にある頭部が熱くなってしまう。サウナハットをかぶることで、頭
部だけが熱くなるのを防ぎ、体全体が均等に温まって、より気持ちよ
く楽しむことができる。

また、サウナ室内の熱と乾燥で、髪に含まれる水分が失われてパサパ
サになってしまうので、それを防ぐという美容的な面でも効果あり。

北欧やロシアなどでは、当たり前のようにサウナハットをかぶっている
が、日本ではまだまだ珍しい。水で濡らして絞ったタオルを頭からか
ぶる「濡れ頭巾ちゃんスタイル」などで代用するのがスタンダード。

サウナハットは、形や色のバリエーションも多いので、おしゃれ感覚で
身につけるのもあり。サウナーとして一目置かれるし、コミュニケー
ションのきっかけにもなること間違いなし。

使用例

あの人がかぶっているバイキングの兜のようなデザインのサウナハッ
ト、超ヤバくない？　きっと有名なサウナーよ。話しかけてみようかな。

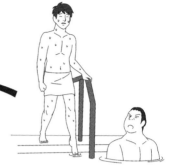

汗流しカット

[Cut out sweat off]

サウナ後に、汗を流さずに直で水風呂に入ること。
別名「かけず小僧」。
汗流しカットは、水風呂の衛生面を悪化させ、他のサウナーを不快にさせてしまう最悪のルール違反である。

汗を流す時は、なるべくまわりにしぶきが飛ばないように、水風呂の脇にしゃがんで、桶で救った水で静かに流すのがベスト。
人によっては、冷たい水で汗を流すと二段階冷却になってしまい、「水風呂に入る瞬間の快感が軽減されてしまう」という理由で、熱いシャワーや浴槽のお湯で汗を流す人もいる。

東京で開催されたサウナサミットで「汗を流さず水風呂に入る人にあだ名をつけよう」という大喜利があり、その際に優勝した名前は「ビチョンセ」。しかし、なぜかあまり一般化しておらず。

使用例

おい。あいつ今、汗流しカットで水風呂に入ったぞ。ビチョンセだ！

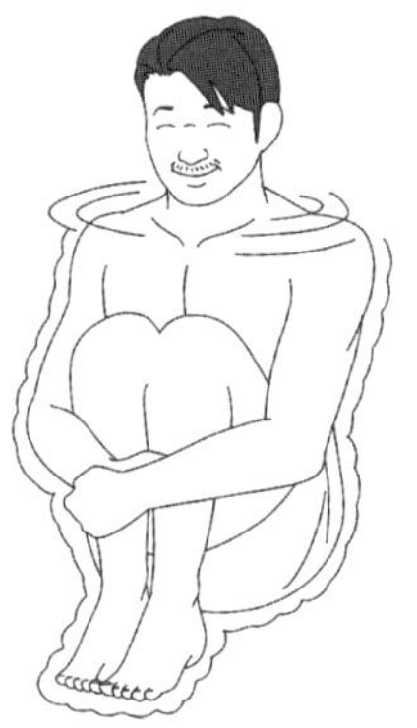

温度の羽衣（はごろも）

[Robe of feathers]

サウナで体を温めた後、水風呂に浸かると、はじめはもちろん冷たさを感じるが、10秒…… 20秒……とじっとしていると、だんだんと「温度の羽衣」と呼ばれる薄膜が体を包むようになる。ほてった体と冷たい水の間に薄い温度の膜ができ、冷たさをあまり感じなくなった状態。タナカカツキさんが、マンガ『サ道』の中で描き、一般化した言葉。

この羽衣は非常に繊細なので、少しでも体を動かしたり、他の人がバシャバシャ入ってきて水が動いてしまうと、薄膜は壊れてしまい、再び冷たさを感じることになる。水風呂にじっとしている先客がいる場合は、その人の羽衣を壊さないようにそっと入水するのがマナー。
気泡がブクブク吹き出すバイブラの水風呂では、水が動いているので羽衣ができず、体感温度が下がる。冷たさを維持するために、あえて羽衣に包まれないよう手や足をバタバタ動かしているサウナーもいる。

使用例

ここの水風呂は18℃と少し水温高めだけど、温度の羽衣は作りやすいから初心者にはオススメだよ。

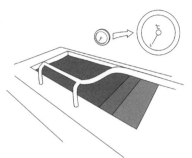

シングル

[Single]

限られた施設だけで浸かることができる水温10℃未満、1桁台の水風呂のこと。

シングルを逆にした「グルシン」や、10℃より下ということで「ジュード・ロウ」と呼ぶ人も。僕が考えるベスト水温は16.5℃なので、かなり冷たい。痛いくらいの刺激で一気に体が冷却される。

シングルの水風呂に出合うとテンションは上がるが、最高に気持ちいい……わけではなかったりもする。が、なんだかクセになってしまう不思議なシングル水風呂だ。

ちなみに僕が体験した最低温水風呂は-1.8℃！（真水は0℃で凍りはじめるが、海水は-1.8℃で凍りはじめる。つまり海水だからこその最低水温）。北海道の知床流氷フェスで氷に囲まれたサウナルーム（219P参照）を作った時に、ダイブした水風呂はなんと流氷。あっという間にととのいました。

使用例

日本最強クラスのシングルの水風呂が楽しめるといえば、ウェルビー福岡の強冷水風呂かな。平均水温5℃、日によっては2℃なんて日もあるらしいよ。

チラー
[Chiller]

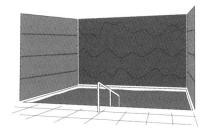

水風呂の水を冷やし、温度を一定に保つ冷却装置のこと。

フィンランドやロシアなどは外に出れば寒いので、そもそも水風呂すらなかったりする。わざわざチラーで水を冷やした水風呂を用意するというのは日本独自の文化ともいえるだろう。

施設によってはチラーを2基付けているところもある。ひとつは浴槽内の濾過循環水を冷却するもの。もうひとつは、あふれた水を埋めるための新水を冷やすもの。そうやって丁寧に冷たさを保っているサウナには感動すら覚える。

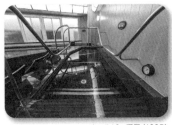
ウェルビー福岡（188P）

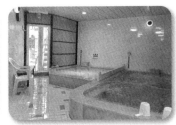
サウナセンター（169P）

使用例

ここの水風呂、あまり冷えていないな。チラー付いていないのかな。これじゃーのぼせちゃうね。

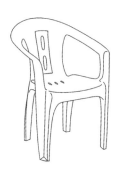

ととのい椅子
[TOTONOI Chair]

サウナ→水風呂の後、休憩（外気浴）の時に座る椅子。
サウナ室前や露天スペースに置いてあり、ポリプロピレン製の白い椅子が多い。ホリデーチェアという名称で販売されていたりする。

座る前に足元にお湯をかけると、足元からの冷えを防止できるのでオススメ。使用後はサッとお湯などをかけるのがサウナーのマナー。

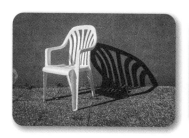
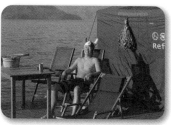

使用例

あそこの健康ランドは、露天スペースのととのい椅子の角度が最高だよね。

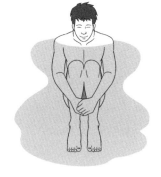

水通し
[Rinse in water]

サウナに入る前に、先にさっと水風呂に入って体を冷やすこと。

先にクールダウンすることにより、初回のサウナからととのいやすくする裏技・時短テク。

トップサウナー・濡れ頭巾ちゃんが考案したといわれている。濡れ頭巾ちゃんは、サウナ大使・タナカカツキさんとの対談でこのようにいっていた。

「ネギやほうれん草なんかを湯通しするみたいに、10秒から20秒程度水に慣れ親しんで、この施設の水風呂はどんなもんなのかという情報を事前に入れるわけです。この時はまだ自分が見つかっていなくて、疑心暗鬼の状態なわけですが、先に水通しをすることで、どのくらいサウナの中に入っていればいいかということも体感的にわかってくるんですよ」

水通しをすることで、身をもって水風呂の状態を確認しているというわけだ。

使用例

今日は天気がよくて暑かったから、水通しからスタートするね。

下茹で
[Parboiling]

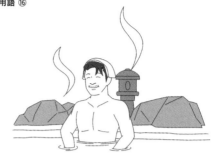

「水通し」とは逆で、サウナに入る前に、先にさっと風呂や温泉に入っておくこと。

先に体を温める（茹でる）ことで、汗腺が開き、初回のサウナから汗が出やすくなる。僕もときどき「下茹で」をしてからサウナに入っている。

下茹でするなら、露天風呂がオススメ。サウナ室は上部の方が温度が高いため、体より先に頭が熱くなってしまう。頭が外気に触れる露天スペースで下茹ですれば、頭が熱くなりすぎないので、サウナで均等に全身を温めることができる。

サウナは料理と同じ。一手間かけることによってキマりやすくなる。ぜひ、様々なスタイルを試してほしい。

使用例

お、ここは露天風呂があるね！
今日は下茹でしてからサウナに入ろうかな。

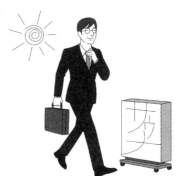

朝ウナ
[Morning sauna]

朝サウナ、略して「朝ウナ」。
朝からサウナに入ることで、心は鎮静しながらも意識はシャキッと覚醒するので「一日のパフォーマンスが上がる」といわれている。

「大事な会議や商談がある日は、朝ウナが欠かせない」というビジネスマンも多い。「究極の朝活は、エクストリーム朝ウナ出社である」といわれているとかいないとか。

僕自身も、15分とか30分といった短時間の朝ウナを日々取り入れている。

使用例
明日は超重要な商談があるから、早起きして朝ウナ行って、ととのえてから出社するよ。

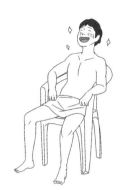

産湯
[First sauna]

はじめて「ととのう」体験をして、サウナに目覚めた施設のこと。
つまり、サウナーとしての原点のサウナ施設。

ちなみに、日常的に一番よく行くお気に入りサウナ、地元の本拠地と
なるサウナのことは「ホームサウナ」、通称「ホーム」と呼ぶ。自宅内
にあるサウナ設備のことではない。

僕の産湯＆ホームサウナは、小学生の時にはじめて行った「天然温泉
あしべ（ACB）屯田店」。小学生の頃から変わらず今でも通っている
という事実……なんだか笑える。

使用例

ついにととのった状態を体験したか。
今日からお前も立派なサウナーだ。
では……ここをお前の産湯とする！

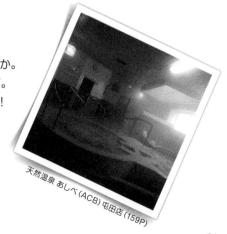

天然温泉 あしべ（ACB）屯田店 (159P)

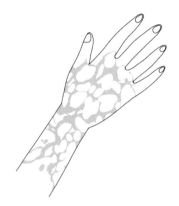

あまみ

[Amami]

もともとは富山の方言で「火に当たって、皮膚にできる斑点」のことだが、サウナ用語では、サウナ・水風呂の後、皮膚の表面に赤白のまだら模様のようなものが浮き出る現象のことを指す。

あまみが見られるのは、体がサウナと水風呂にしっかり交感神経が反応しているいいサウナ浴の証拠。出ると「ととのった」感を強く感じられる。

トップサウナー・濡れ頭巾ちゃんのブログ『サウナ,水風呂,大好き湯守日記』では、「ひとが ととのった証に刻印される 天から授かったその文様のことを『あまみ』といいます」と記されている。

https://ameblo.jp/spasaunalove/entry-12096607194.html

使用例

サウナも水風呂も最高だから、2セット目でしっかりあまみが出て、ととのったよ。

ヴィヒタ

[Vihta]

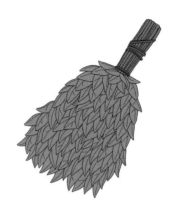

本場フィンランドのサウナには必ず備えられている白樺の若い枝葉を束ねたもの。

ヴィヒタを水に浸けて全身を叩くようにして使用すること（ウィスキングと呼ぶ）で、血行促進、殺菌、保湿作用、毛穴の引き締めなどの効果が期待できる。まるで森林浴をしているかのような爽やかな香りも魅力で、サウナ室に吊るしたり、ロウリュ・アウフグースでヴィヒタを使ってあおぐ施設もある。

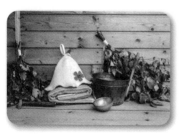 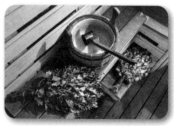

使用例

とれたてのヴィヒタを真空パックで冷凍して、冬に解凍して使うフィンランド人を見た時は、「どんだけ生ヴィヒタが好きなんだっ！」って、さすがにビビったよ。

サウナ飯（サ飯）

[Sauna meal]

サウナを楽しんだ後（アフターサウナ）、サウナ施設内のレストラン（お食事処）や近場の飲食店で食べる食事のこと。

サウナに入ってととのうと、眠っていた機能が目を覚まし、味覚を含めた五感が研ぎ澄まされるので、その後の食事は最高に美味しい。僕は1万5千円以上の寿司を食べる前には必ずサウナに入っている。高級寿司を最も美味しく食べるために。

多くのサウナーはサウナとサウナ飯をセットで考えていて、それぞれのゴールデンコースを持っているくらい。施設ごとに特色があるし、近くで最高のサウナ飯を探すのもまた楽しい。ぜひ自分なりのコースを見つけてほしい。

使用例

汗をかいているから、サウナ飯はしょっぱいものを求めていますね。この間なんて、一緒に行った3人全員がハムエッグ定食を注文して、笑っちゃいました。

オロポ（オロポカ）

[OroPo(OroPoca)]

元気ハツラツ栄養ドリンク・オロナミンCと、スポーツドリンク界の王
様・ポカリスエットを混ぜ合わせたサウナー御用達ドリンク。味は大
塚製薬のMATCHに激似。
サウナで失った水分（ミネラル）とビタミンの両方をいっぺんに補給
できる神ドリンク。
東京・西麻布のサウナ「アダムアンドイブ（adam・eve）」が発祥の地
といわれている。

使用例

うちの近所のサウナもついにオロポを導入したよ。ジョッキで500円。
ちょっと高いけど、ついつい飲んじゃうんだよね～。

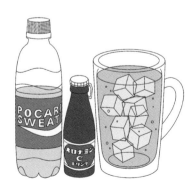

テントサウナ
[Tent sauna]

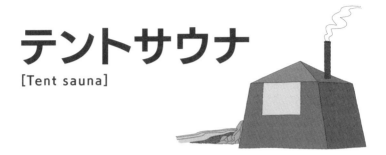

文字通りテントをサウナにしたもの。テント内に煙突付きの薪ストーブがあり、その上にサウナストーンを置いて、薪を焚くことで温度を上げることで熱々の空間を生み出す。

テントサウナの魅力は、好きな場所でサウナを楽しむことができること。自然いっぱいの湖畔や河原にテントを設営すれば、貸切のスペシャルサウナの出来上がり。しかもセルフロウリュ OK。熱せられたストーンにアロマ水をかければ、ジュワッと水蒸気が発生し、全身を心地よく包んでくれる。しっかりと体が温まったら水風呂代わりの湖や川にダイブ！ 大自然の中でのととのい体験を一度味わえば、間違いなく病みつきになるはず。

様々なメーカーから販売されているが、オススメはロシア製「MORZH（モルジュ）」のテント。3層式で熱を逃さないテントで、燃焼効率抜群の高機能薪ストーブで120℃に達する驚異的な性能が魅力。

僕の定番テントサウナは、北海道・洞爺湖のほとり。プライベート空間でじっくり汗をかいた後、キンキンに冷えた湖に頭からダイブすれば、究極の快感が全身を駆け巡る。

僕が、ととのう状態に導くことができなかった唯一の男、ホリエモンこと堀江貴文さんも、鮎の引っ掛け釣りに行った際にテントサウナを体験。水風呂代わりに川に飛び込んだ時、ついに「ととのった！」そうで、すぐに喜びのメールが届いた。テントサウナ＆自然の水風呂、恐るべし……。

使用例

キャンプ＆サウナを愛するユニットSauna Camp.が、モバイルサウナフェス「Sauna Camp Festival」開催するんだって。一緒にテントサウナに入りに行かない？
https://saunacamp.net/

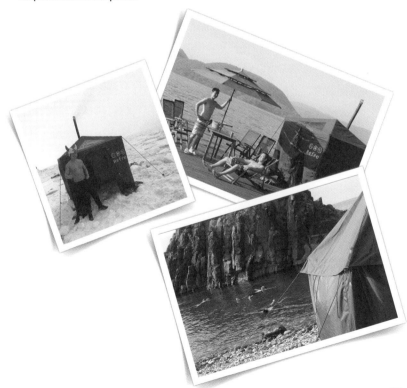

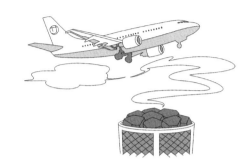

サ旅
[Sauna journey]

サウナ旅、略して「サ旅」。

旅のついでにサウナに入るのではなく、サウナのために旅をすること。サウナを求め、サウナ道を極める、サウナーの旅。日本国内のみならず、本場のフィンランドやドイツといった海外へサ旅をするサウナーも多数。マンガ家＆プロサウナー・タナカカツキさんのサウナ伝道マンガ『サ道』のスピンオフという形で、『サ旅』のハパランダ編とルカ・ヘルシンキ編が発売されている。また、ドラマ『サ道』と連携して、日本全国へ遠征するサウナーをJALが応援する企画「サ旅」キャンペーンが生まれた。「蒸され 冷やされ 風になる」をキャッチコピーに、サ旅を盛り上げていくと共に、全国のサウナーを応援している。

https://www.jal.co.jp/other/sauna/

使用例

今度一緒に、フィンランド・サ旅しない？フィンランドは、人口540万人に対して330万ものサウナがあるらしいよ。ヘルシンキにある超スタイリッシュなサウナ「LÖYLY（ロウリュ）」に行きたいんだよね。

サウナシュラン

[SAUNACHELIN]

サウナー専門ブランド「TTNE PRO SAUNNER」を運営する、TTNE株式会社（僕とサウナ師匠・秋山大輔が立ち上げた会社）が、毎年11月11日の「ととのえの日」に発表するサウナランキング。

全国のサウナ施設の中から、様々な業界のプロサウナーが審査委員となり、水風呂・休憩（外気浴）スペース・ホスピタリティ・男女の有無・料金設定・清潔性・エンターテインメント性・革新性などの観点で評価し、その年の「今行くべき全国のサウナ施設」上位11位をランキング・表彰している。

サウナシュラン（SAUNACHELIN）
https://www.saunachelin.com/

使用例
サウナシュラン2019の第3位に入ったサウナラボで、今度デートしない？
おとぎの国に迷い込んだような想像の遥か上をいく遊び心のあるサウナがたくさんあるらしいよ。

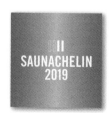

SAUNACHELIN 2019 受賞施設一覧 (ランキング順)

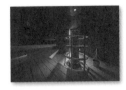

‖‖ 1 御船山楽園ホテル らかんの湯 (佐賀/武雄)

サウナ、水風呂、外気浴共に"究極にととのう"ために考え抜かれている施設。このサウナ体験を通じて、自然との境界線を取り払い、自然調和を体験できる「ボーダレスサウナ」。

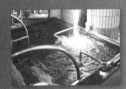

‖‖ 2 湯らっくす (熊本/熊本)

日本一深い（男性171㎝/女性153㎝）水風呂は、絶対に体験する価値あり！ 日本トップレベルのアウフグースや、常に進化する施設のアップグレードはとどまる事を知らない。

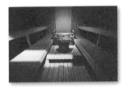

‖‖ 3 Sauna Lab-サウナラボ- (愛知/名古屋)

まさにサウナの実験的施設！ サウナ界のおとぎの国に迷い込んだような想像の遥か上をいく遊び心のあるサウナがたくさん。ウェア、アメニティ、休憩スペース、全てにおいてセンスが光る唯一無二のサウナ。

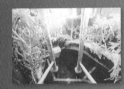

‖‖ 4 ウェルビー栄 (愛知/名古屋)

フィンランドの北極圏に位置するラップランド。本場ラップランドのサウナ体験をテーマにしたアイスサウナは、水温＝氷点、室内＝－25℃を超えることも。

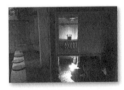

‖‖ 5 おちあいろう (静岡/伊豆) ★

国の有形文化財に登録されている「おちあいろう」にリニューアルされた茶室サウナ。水風呂の上に設置されたサウナ室はまるで水上コテージ。

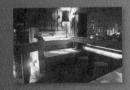

‖‖ 6 スカイスパ Yokohama (神奈川/横浜)

良質なサウナはさることながら、集中力8秒の現代人のための「コワーキングサウナ」としてリニューアルし、サウナを通じた働き方改革を新提案。

※★はTTNEプロデュースサウナ

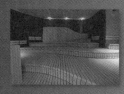

 7 **東京ドーム天然温泉 スパ ラクーア**（東京/文京区）

選べる多様な室内サウナに加え、屋外にセルフロウリュが楽しめるフィンランド式サウナを2017年にリニューアルして以来、徐々に女性を中心に人気を獲得し、2019年、見事にランクイン。

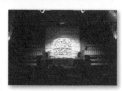

 8 **ニコーリフレ**（北海道/札幌）

もはや「1.2.サウナー」の熱波コールは全国区。日本一エレガントな熱波を送る"エレガント渡会"や、的確にツボを捉えるセラピスト"ピンスポット山下"など多くのサタレ（サウナタレント）を抱える、サウナ界の北の聖地。

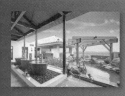

9 **琉球温泉 龍神の湯**（沖縄/豊見城）

県内唯一の熱波サービス、真夏でもキンキンに冷えた屋外水風呂、瀬長島の夕日と海を眺めながら沖縄の風を感じる外気浴は、まさに南国の天国。

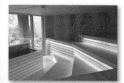

 10 **洞爺湖万世閣**（北海道/洞爺湖）★
ホテルレイクサイドテラス

ヒノキの壁に自動でロウリュする日本初のオートウォーリュ（ウォール+ロウリュ）、水風呂は洞爺湖の湖水を使用。

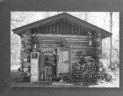

 11 **The Sauna**（長野/野尻湖）

サウナは薪焚き、水風呂は湖、外気浴は森林浴。
これぞ日本トップクラスの伝統的フィンランドサウナ。

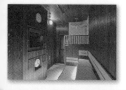

 特 **特別賞：ドーミーイン**（ビジネスホテルチェーン部門）

全国的に楽しめるビジネスホテルチェーンの中で圧倒的にサウナレベルが高く、今やサウナー達の出張先ホテル選びの第一候補に！

1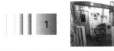
ウェルビー栄 （愛知/名古屋）
森のサウナ×アイスサウナ×森のほとりで本場のサウナ体験。

2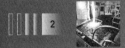
湯らっくす （熊本/熊本）
メディテーションサウナ×171cmの日本一深い水風呂。

3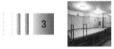
ニューウイング （東京/墨田）
WET&MILDなボナサウナ×プール×風の滝。

4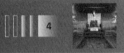
ニコーリフレ （北海道/札幌）
ダイナマイトロウリュ×備長炭凛水風呂。

5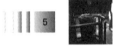
マルシンスパ （東京/渋谷）
セルフロウリュと富士山や夕陽を眺める外気浴。

6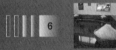
Times Spa RESTA （東京/豊島）
サウナ・水風呂・外気浴・食事・マッサージ・完璧なトータルバランス。

7
スカイスパYOKOHAMA （神奈川/横浜）
みなとみらいを一望する絶景サウナとコワーキングスペース併設。

8
豊島園 庭の湯 （東京/豊島）
森の中のロッジサウナと庭園を散歩しながらの外気浴。

9
舞浜ユーラシア （千葉/浦安）
木の宝石と呼ばれるKELO材を使用したケロサウナ。

10
THERMAL SPA S.WAVE （神奈川/大磯）
自然の恵みを五感で感じる大人のおしゃれサウナ。

11
IZBA （福岡/宗像）
貸切できる日本で唯一のロシア式サウナ。

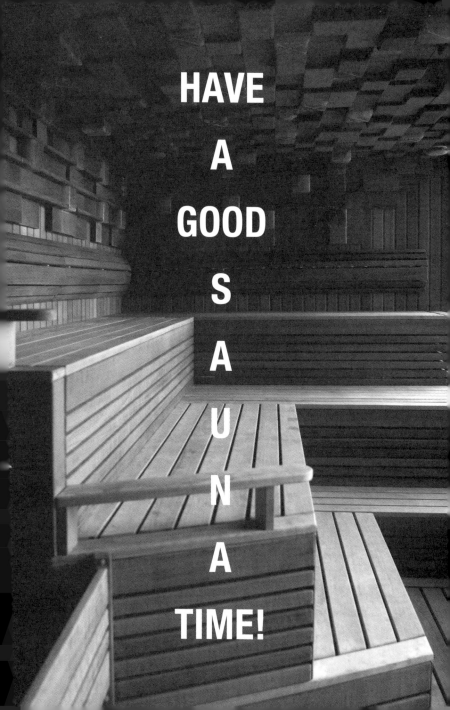

ととのえ親方流

「ととのう」ための
サウナの入り方

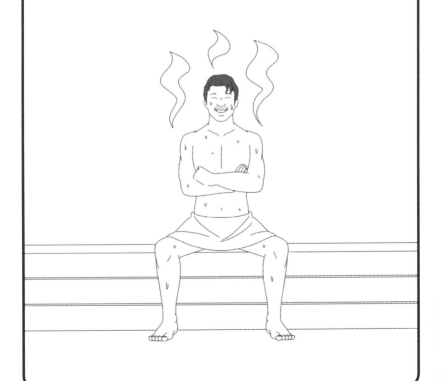

それでは、いよいよ「ととのう」ためのサウナの入り方をレクチャーしよう！

まず大前提として。
いろんな人から、必ずといっていいほど、「何℃のサウナに何分くらい入るんですか？」「正しい入り方やルールを教えてください」なんて聞かれるんだけど……実は正しい入り方や明確なルールなんて存在していない。

なぜなら、サウナ施設の状況や自分の体調によってもすべて違うから。
実際、僕自身も、体調やその日の天気などによって入り方を変えているしね。

だから、ここでは、僕のベースとなっている入り方を、ひとつのサンプルとして紹介する。
まずは真似するところからはじめて、心の声を聞きながら、体と相談しながら、自分なりのアレンジを加えて、自分だけのスタイルを作っていってほしい。
それがサウナの醍醐味、楽しみでもあるからね。

あえてひとつだけいうなら、**絶対に無理をしないこと**、だね。
「正しい入り方」よりも、「楽しい入り方」を目指そう！

Saunner

サウナ前の下準備

まずはサウナへ向かう時の服装について。

ほとんど車で移動するからできるのかもしれないけれど、サウナへ向かう時の服装は、**Tシャツ、海パン、ビーチサンダル**が多いかな。海パンなら下着も履かなくていいから、入る時はサッと脱げるし、帰りはサウナから出た後の味わい（風を素肌で感じたい！）もあるから、できる限り軽装で行くといいよ。

次に持ち物。

僕の場合、まず絶対に持っていくのは、マイタオル。

サウナに入る時、タオルはとても重要なアイテムだから、大きさや厚みにこだわって、最高のタオル（サウナー専用ブランドTTNE製のSaunnerボックスロゴ・フェイスタオル、サイズ：320×850mm、厚み：3.7mm）をオリジナルで作ったほどだ。

歯ブラシが置かれていない施設に行く時は、**歯ブラシ・歯磨き粉・歯間ブラシ**も持って行く。サウナでととのっていくと、五感が鋭くなるから、歯にはさまったものや歯垢が気になりはじめるんだよね。だから事前のケアは欠かせない。

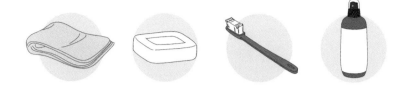

最近は**牛乳石鹸とjohn masters organicsのアウトバストリートメント**も常備している。牛乳石鹸で頭からつま先まで全身洗うんだけど、髪がゴワゴワするのは嫌だから、ヘアケアのためのトリートメントだね（笑）。さっき書いたように車で行くことが多いから、これらサウナセットを一式、車に積みっぱなしにしているよ。

服装や持ち物以外にもどんどんこだわりが出てきて、毛の処理にも気を使うようになった。最近はついに**下の毛（チ◯毛）もメンズエステで脱毛してツルツルにした**ところだ。
理由は2つ。まず、世界中のサウナに行っていると下までツルツルが当たり前で、生えているのは自分だけで恥ずかしくて……さらに友人からも「チ◯毛が生えているのは、海外では不潔と思われるみたいよ」といわれたから。
そしてもうひとつは、水風呂のため。水と肌との間にある邪魔なものを極力なくしたくなっちゃったんだよね。あと、毛がなくなると、水風呂に入った時の感覚が**"ドボン"**から**"トゥルン"**に変わるんだよ。もう最高！ サフレ（サウナ友達）のサウナ師匠こと秋山大輔も、**「ツルツルにしたら気持ちよさが全然違うよね」**といっているよ。

あとは、**満腹状態でサウナに入らない**のも大事だね。何よりもサウナの心地よさが半減されるから。満腹状態だと、消化するために胃腸で必要な血液が、体全体に分散して消化不良になる可能性がある。下手したら気持ち悪くなっちゃうから注意してね。

サウナの入り方
〜基本〜

「サウナ➡水風呂➡休憩（外気浴）」で1セット

勘違いしてほしくないのが、「サウナ室に入ること＝サウナに入る」ではないということ。

サウナ室で体を温めて汗をかき、水風呂で体を冷やして締めて、外の風に当たる休憩（外気浴）でゆっくりと元の状態に戻すのが、サウナの基本。

この3つを1つのサイクル、1セットと考えてほしい。

※外気浴とは、露天スペースのような外で風にあたりながら体を休めること。

サウナ室で汗をかくだけで、水風呂や休憩を省く人がいるけど、それでは本当の気持ちよさを味わうことができないし、「ととのう」なんてことはあり得ない。僕にいわせれば、そんなの、**キスだけしてエッチしないようなもの。**めちゃくちゃもったいない！　むしろ、

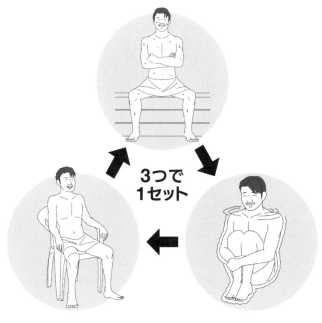

①サウナ室で汗をかく

3つで
1セット

③外気にあたり休憩する　②水風呂でクールダウンする

休憩（外気浴）でととのうために、サウナと水風呂があるといっても過言ではない。つまり、**サウナ室は前戯にすぎないのだ。**

フィンランドの人たちは、サウナの後に氷点下の湖に飛び込むことがあるんだけど、それは、「外気浴を楽しむため」だったりする。僕も海や湖、川、滝、流氷を水風呂代わりにしたことがあるけど、その後の外気浴の気持ちよさは格別だったよ。

とにかく、サウナで我慢しながら汗を流すのは、その後に待っている水風呂、そして休憩（外気浴）の気持ちよさを味わうためだ。

サウナ：水風呂：休憩の目安は4:1:5

サウナに入り慣れていない人は、それぞれどれくらい入ればいいのかわからないかもしれないが、まずは、**サウナ：水風呂：休憩（外気浴）の割合を、4:1:5**くらいを目安にするのがオススメ。

僕はまったく時計を見ないから気にしていないけど、たぶん、サウナ6〜8分、水風呂1〜2分、休憩8〜10分くらいの感じかな。「サウナ室の体感温度が高いから短めで」「水風呂がキンキンだからサッと浸かるだけ」「外気浴の風が心地よくて30分くらいボーッとしてた」みたいなこともあるよ。

このサイクルを3回繰り返すのが基本だけど、僕の場合は、仕事前の朝ウナで、すっきり覚醒（リフレッシュ）したい時などは、サクッと1セットで終わらせることもある。

夜になって、「後は寝るだけ！」という時は、リラックスを重視したいから、ゆっくり3〜4セット入ったりしている。

シーンによって使い分けるといいね。

サウナに入るために必要な時間は、もちろん人それぞれなんだけど、「サウナ→水風呂→休憩（外気浴）」を3セットするとしたら、1〜2時間くらいかな。

僕は、朝は15分くらいで出ることもあるし、3セットやった後で、そのまま館内でサウナ飯を食べてから、少し休んでまた入ったりしながら、半日滞在することもある。いろんな楽しみ方をしているよ。

サウナに入る回数を重ねれば、ととのうまでの時間が短くなり、精度も上がる。

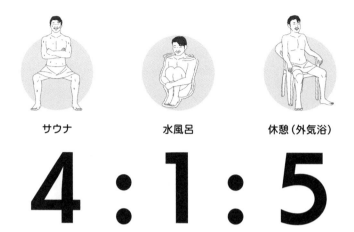

サウナ　　　　　水風呂　　　　休憩（外気浴）

4 : 1 : 5

僕の場合、もはや、サウナに入らなくても真夏にクーラーがガンガンに効いたコンビニに入るだけでととのうことがあるくらいだから（笑）。
サウナに入る時、長ければ長いほどいいと思いがちで、長時間のコースを選んでしまうものだけど、90分ほどのショートコースでも十分ととのうことができる。ショートコースを選ぶ人を見ると、「おお！　この人はきっと、自分のスタイルを持っていて、短時間でととのうことができるんだな」と思うもんね。
長時間サウナに入れる人がすごいのではなく、短時間で、精度高くととのえる方が、上級サウナーといえるかもね。

さぁ、ととのうための下準備ができたら、いよいよ実践編だ。
繰り返しになるけど、勘違いしてほしくないのは、これから教えるのは「正しい入り方」ではなく「ととのえ親方流」という "例" みたいなもの。あくまでも目安のひとつだ。
サウナ室の温度や湿度、状態、水風呂の水質、温度、自身の体調などによって感覚は変わるので、自分の心と体と会話しながら、自分だけのサウナの入り方を見つけてほしい。

サウナの入り方・基本

①

サウナ入館&脱衣

まずはロッカー選びから

入館するとまず脱衣所で着替えるんだけど、ここでの**ロッカー選びは意外と重要。**

僕の場合は、着替えやすいように上の段を選ぶことが多いよ。あと、人の行き来が多い入口近くは避けるようにしているかな。サウナから出た後のことも考えて、扇風機の近くに確保することも意識している。**風を浴びながら着替えるのは気持ちいいからね。**

また中には、受付から下駄箱、ロッカー、サウナまでの最短の導線を優先する人もいる。施設によっては、下駄箱とロッカーが連動していて、下駄箱ナンバーによって自動的にロッカーも決まる施設もあるから、そのあたりも考えて、**下駄箱選びから考え抜いている人もいるよ**（たとえば、東京・笹塚のマルシンスパなら33番、35番がオススメ。by サウナ師匠）。はじめての施設では難しいかもしれないけど、自分にとって欠かせない条件を考えながら選ぶといいかもね。

ロッカーキーはどこにつける？

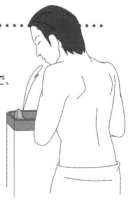

裸になったら（館内着に着替えてから移動して浴室に
入る場合もあり）、タオルを持っていよいよサウナへ向かう。
その際、ロッカーキーは左手首につけるのが僕の基本。でもできれ
ば、**サウナに集中するために、邪魔なものはすべて排除した
い**。所持金が5万円以下なら、思い切って鍵はしないで脱衣ロッ
カーに置き去りにすることもあるよ（笑）。**失うリスクが5万円ま
でなら、鍵をつけない方を選んでいる。**今のところまだ盗まれ
たことはないけどね。

ちなみに、つけていることを一番感じにくいから、と足首にロッカー
キーをつけている人もいるけど、それは、ゲイのハッテン場などで
は「相手を探しています」という意思表示に捉えられることがある
なんて噂も……。

水分補給を忘れずに！

ここで、**水分補給も重要！**
脱衣所には冷水機が置いてあることが多いので、
しっかりと水を飲んでおこう。あと、体重をは
かっておくのもオススメ。入浴前後で体重を
はかれば、「体重減少分＝汗として出た水分」
がわかるので、入浴後の水分補給の目安にな
るからね。

Saunner

サウナの入り方・基本

②

サウナ入室前

全身をしっかり洗おう。

・・

浴室に入ったら、**まずは体を清めることを忘れずに。**股間やお尻、頭……全身をくまなく洗おう。

これは、サウナーとしての最低限のマナー！

汚れを落としてスッキリした状態の方が絶対に気持ちいいし、ととのう精度も高まる。あと、皮膚に刺激を与えておいた方が、汗が出やすいという話もあるからね。

僕の場合は、お気に入りの牛乳石鹸で全身を清めて、ついでに**タオルも石鹸で洗って香りづけをしている。**マイタオルならともかく、施設のレンタルタオルだと、ニオイが気になるものもあるよね。あらかじめ石鹸の香りをつけておけば、サウナ室でもより快適に過ごせるからね。これは地味だけど大きなこだわり。

石鹸の香りって、懐かしいというか、童心に帰れるというか、なんか上品で高級感があって大好きなんだよね。

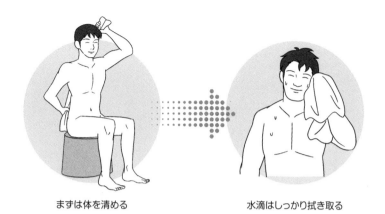

まずは体を清める　　　　　　　　水滴はしっかり拭き取る

体についた水滴をしっかり拭き取ろう。

お清めが終わったら、いざサウナ室へ！
……といいたいところだが、**体についた水滴はしぼったタオルでしっかり拭き取っておこう。**ビチョビチョのまま入ると、サウナの熱が汗を出すよりも水滴を蒸発させる方に使われてしまって、体が温まりにくいんだ。
それに、体が濡れたままだと、汗がどれだけ出ているかがよくわからない。**キメの細かいシャンパンの泡のような汗が、体の表面にプップップッと出てくるのは超快感！** ビチョビチョの体では、そのサウナ室での楽しみを失ってしまうから、すごくもったいないよ。

ちなみにドイツでは、サウナ室に水滴（汗も！）を落とすこと自体がマナー違反とされていて、大きめのバスタオルを持って入るのが一般的。ただ日本では、バスタオルを持ってサウナ室に入る人はほとんどいないから、水滴をしっかり拭き取って、サウナ用の敷物みたいな「サウナマット」があるなら使った方がベターだね。

「下茹で」と「水通し」はお好みで。

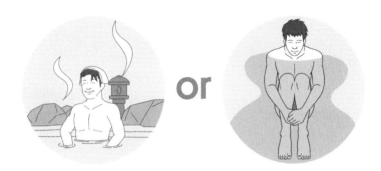

僕の場合は急激な温度差を楽しみたいから、1セット目はお風呂には入らずサウナ室へ直行する場合が多いけど、**先にお湯に浸かって体を温める「下茹で」**をすると、温かさに慣れた状態になれるから安心かな。汗腺が開いて汗が出やすくなる効果もあるしね。

逆に、**サウナ室へ入る前に水風呂に入る「水通し」**をするサウナーもいる。これは、先に体をクールダウンすることで、1セット目からととのいやすくする時短テクで、トップサウナーの「濡れ頭巾ちゃん」が考案した裏技として知られている。
水風呂の温度や深さなどの情報を事前に把握でき、サウナ室の中で過ごす時間の調整にも役立つよ。
このあたりもいろいろ試してみて、自分なりのスタイルを確立してほしい。

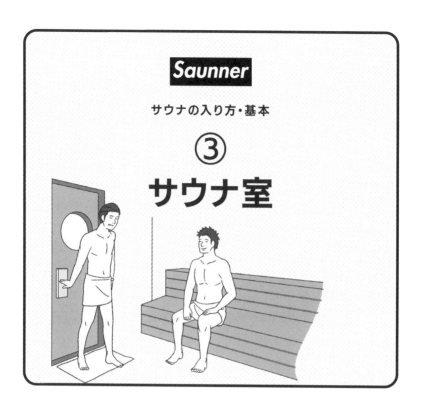

Saunner

サウナの入り方・基本

③

サウナ室

サウナ室のドアはなるべく静かに小さく開ける

サウナ室へは、道場に入る時のように一礼してから入るサウナーも
いる。僕は声には出さないけど、心の中で「お願いします」といって
いる(笑)。

ここでひとつ注意しておきたいのが、ドアの開閉だ。他の利用者も
いるから、**なるべく静かに開閉する**のは、マナーというか気遣い
の問題。また、長く開けていると冷気が入ってしまうから、**なるべ
くドアを小さめに開けて、サッと入る**ことも意識しよう。

カラカラのサウナ室では裏技を。

サウナ室に入ったら大体の温度を把握し、ドライ系なのか、ウェット系なのか、どのあたりに座るのがいいかをチェックする。天井と床付近だと20〜30℃ぐらい温度が違うことなんてザラだ。

僕くらいになると、サーモグラフィのようにパッと見てわかるんだけどね(笑)。

日本のサウナはカラカラのドライ系が多い。息を吸えば乾いた空気が器官を苦しくさせ、髪や肌にも悪そうだな……なんてこともよくある。直感的にサウナを嫌う人が多いのは、このオーブントースターのようなカラカラ系サウナに他ならない。

そんな施設なら、タオルに水を含ませて軽く絞って持ち込めば、口元にタオルを当てるだけで湿度が確保できるよ。ただし、水が滴り落ちるほどビショビショのタオルを持ち込むのはNGね。

フィンランドだとロウリュができない施設なんて100%ないんだけれど、日本においては99%の施設でロウリュができない。

これは日本のサウナの歴史の中で、ロウリュ時の顧客同士のトラブル、水をかけた後のサウナストーブの故障などが主な原因で廃止してしまった施設が多いのではないかと思う。

なので、ロウリュのサービスがなくセルフロウリュができない施設の場合は、施設の支配人やスタッフに相談して、昔から、ある裏技をやっていた。

それはサウナ室の壁に水をかける、**ウォール(壁)+ロウリュ=ウォーリュ。**いきなりやると他のお客さんがビックリするから、**スタッフのふりをして、「カラカラなんで湿度上げますね」とウォーリュすることもあった(笑)。**

これだとストーブが壊れる心配もない。サウナ室の木の壁に付着した水分が、揮発する過程で木から素晴らしい香りと湿度を発する。「施設を傷める」なんて声もあるけど、施設として積極的に取り入れるところも少しずつ出てきた。なにせ、ロウリュできるストーブに変える必要なく、顧客満足度をUPさせることができるのだから。

ウォーリュを実施に踏み切ったとあるホテルでは、女性の日帰り入浴の客数が前年比の300%になったそうだ。カラカラの肌に悪そうなサウナから、ウェット＆マイルドな本質的なサウナになり、心地よさを肌で実感できたから、お客さんが増えたのではないかと思う。

僕としては、ウォーリュが広まっていき、日本中のサウナが生き返っていくことを切に願っているよ。

壁の一部分だけでもウォーリュしていい場所を作るくらいなら、そんなに改装費はかからないしね。

また、サウナがいい悪いではなく、**「自分をサウナに合わせにいく」のが真のサウナー**ともいえる。あまり状態がよくないサウナでも、いかに快適に過ごすか、どうやってととのえるか、攻略法を考えるのが楽しくなってくるよ。

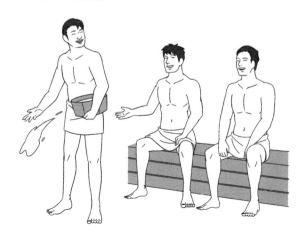

座る場所を決めよう。

温度については、上段が90℃、中段が80℃、下段が70℃といったように、**座る段が一段違うと約10℃ぐらい違ってくる**し、サウナストーブの近くや壁際は熱くなりやすく、ドア付近は人の出入りがあるから冷気が入ってきて温度が下がりやすいなど、**座る場所によって熱の感じ方は全然違う**んだ。

じっくり時間をかけるか、短時間で済ませるか、自分の体調なども考慮しながら、下段で体を慣らしてから徐々に上がったり、一番上から徐々に下がったり、その時によって座る位置を変えるのがいいんじゃないかな。

僕はもう、ほとんど無意識で選んでいるけど（笑）、ちょいちょいサウナ内で移動したりもするよ。

熱いのが苦手なら、とりあえず下段を選んでおけばOKだね。

ホームサウナに通い慣れているとなんとなく定位置を決めてしまいがちだけど、熱の感じ方は都度変わるから、その時のベストな位置を考えよう。

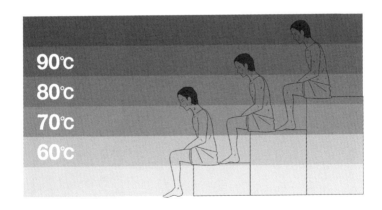

譲り合いの精神を持って、自由に座ろう。

どこに座るか決まったら、隣の人に近づきすぎないところに座ろう。
サウナはゆずりあいが基本。あまり近づきすぎると落ち着かない
し、不快に感じる人もいるからね。
「失礼します」など、一声かければなおよし！
それと、よほど混んでいないなら、上段の人が下りてきやすいよう
に導線を確保してあげるのもマナーかな。

座り方は、他の人の邪魔にならなければ基本的には自由。
**座禅を組むようにあぐらをかく人や、壁と向かい合って正座
している人、頭にタオルをかけてうなだれている"あしたの
ジョー"な人**……など、いろんな人がいるけど、背筋を伸ばして肩
幅くらいに足を開いて座るのがオーソドックスな座り方かな。僕は
たまに腕を組んだりしているね。あまり意味はないんだけど、親方
感が出てかっこいいでしょ？（笑）

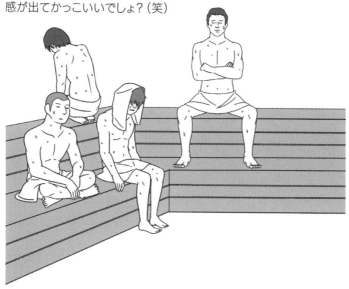

さっき、段によって温度が変わると書いたけど、それは自分の体にもいえること。**頭と腰と足元でも10℃くらい差がある**ことを知っておいてほしい。

足先よりも頭の方が高い位置にあるため、頭が先に熱くなる。だから、寝転がって均等に熱を伝えられるのがベストだよね。それなりに混んでいると難しいけど、まあ、人がいないなら横になっちゃってもいいと思うよ!

サウナハットをかぶったり、頭に濡れタオルをかけたりすると、熱の感じ方が変わってくるから試してみてほしい。

サウナハットは、サウナ用の帽子のことで、熱くなりやすい頭部へのダメージを軽減し、髪を乾燥から守ってくれる効果がある。日本ではまだそこまでメジャーではないので、水で濡らして絞ったタオルで代用する人が多いね。

時間を追わない、時計を見ない。

多くのサウナには、12分で一周するサウナ用の時計が設置してある。でも、時計を見ると自分でゴールを決めて戦ってしまうから、僕は、**「絶対に時間を追わない」**のをマイルールにしている。

「俺は15分入っていられるぜ」と得意げに話す人もいるけど、長く入ればいいってもんじゃない。大切なのは、気持ちよくサウナを楽しむこと。しっかり汗をかいて、しんどくなったら無理をせず出ること。

長く入って苦しむよりも、短時間で汗を流し、気持ちよく水風呂に向かう方が、サウナーとしてはレベルが高いと思う。

あと、日本特有なんだけど、テレビが観られるサウナが多いよね。一度観はじめると続きが気になってなかなか出られなくなってしまうし、サウナ室の中では余計なことを考えないようにしたいから、僕はテレビがないサウナの方が好きだね。もしテレビがあっても観ないようにしている。

テレビがなくて、照明は控えめで薄暗くて、静かなサウナがベスト。心地いい音楽や水の音が静かに流れるサウナにいくと、「わかってるな～」と思っちゃう。

サウナを出るタイミングは、さっき書いたように座る位置や体調によって感じ方は変わるから、出たいと思ったら、我慢せず出るべし。僕の場合は、**「そろそろ出たいな」と思ってから、100秒数えてから出る**のがちょうどいい感じ。「あー、水風呂に入ったら気持ちいいだろうな」と思えるタイミングを目安にしてもいいかもね。とにかく、**ととのうためには、我慢は禁物**だ！

サウナの中では教会にいる気持ちで。

フィンランドでは、**「サウナの中では教会にいる気持ちや態度でいるように」**という言葉がある。
サフレと一緒にサウナに行くのはすごく楽しいけど、**サウナ室では大声で会話するのは控えよう。**私語厳禁ってことはないけど、サウナは騒ぐ場所ではないからね。心を鎮め、瞑想するような感じで、自分の体と向き合うのが理想的。まわりに気を遣い、迷惑にならないように。

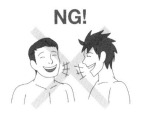

大声で話す

サウナ内でタオルを絞る

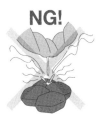

汗ロウリュ

あと、注意したいマナー違反行為は、**サウナ内でタオルを絞ること。**
中には自分の汗を拭き取って、自慢げに絞っている人もいるが、す
ごく気持ち悪いよね。さらには、その汗をストーブやサウナストー
ンに絞って**「汗ロウリュ」**する不届き者も。これは最悪。ロウリュ
のアロマがオヤジの汗なんてありえないでしょ。サウナストーブが
故障する可能性もあるので、絶対にやらないように。

ただ、あまりNGマナーを気にしすぎるとそれがストレスになってと
とのうことができなくなるからね。よほどおかしなことをしなけれ
ば基本的には大丈夫だよ。

それと、水分補給もお忘れなく。サウナに入ると自分が思っている
以上に汗をかいていて、体が飢えている状態になる。**喉が渇いた
なと思ったら、それは体が出している危険信号。**
「安全な入り方」というのも、ととのうためには大事なことだ。

さぁ、しっかり体が温まったら、他の人に汗がかからないように気を
付けながら、そっとドアを開けて、サウナ室を出て行こう。

Saunner

サウナの入り方・基本

④

ロウリュ&アウフグース

自分なりのスタイルで全身に熱波を浴びよう。

サウナ室内での番外編。
蒸気と熱波、ロウリュ&アウフグースについて。

フィンランドのサウナは、しっかり湿度があって、ウェット&マイルドで心地いいんだけど、日本では**オーブントースターのようにカラカラに乾いたサウナ**が結構多い。カラカラのサウナは、いうなれば**「サウナが悲鳴を上げている状態」**に感じてしまう。それが苦手な人も多いかもしれないね。

でも最近は、熱したサウナストーンにアロマオイルを加えた水をかけて水蒸気を発生させる**「ロウリュ」**や、専門スタッフがタオルなどであおぎ、熱気をサウナ室内に広める**「アウフグース」**のサービスを実施する施設も増えてきた。

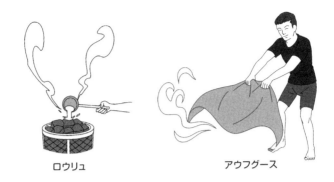

ロウリュ　　　　　　　　　　　　　　　アウフグース

厳密にいえば、ロウリュとアウフグースは違うものだけど、施設によっては「アウフグース＝ロウリュ」と呼んでいる場合も少なくないね。アウフグースをする人は**「熱波師」**と呼ばれ、うまい・ヘタも含めそれぞれ個性があるから、お気に入りの熱波師を探すのも楽しそう！ちなみに僕のおすすめ熱波師は48Pで紹介した通り。彼らの熱波は、絶対に浴びてみた方がいいよ。

背中で受ける人、顔面で受ける人、頭のてっぺんで受ける人、全身で風を受けるダビデ像な人、GLAYのTERUのように両手を広げて風を浴びるHOWEVERな人……アウフグースを受けるスタイルは様々だけど、**僕は熱波を体の中に取り入れたいから深呼吸して"吸い込む"派。**もしかしたら四つん這いで受けるスタイルとかもあるかもしれないから、他の人たちがどのようにアウフグースを楽しんでいるのか、観察するのも面白いかもしれないね。
後ろに人がいる時はやめた方がいいけど、両腕を上げて少し前に丸め、より多くの熱波が自分の体に流れてくるようにする欲張りスタイルもある。ちょっと目立つから上級者向けかもしれないけど（笑）。
あと、後ろに座った人にも熱波が届くように、熱波師があおぐ時に前の方の人が動いて「熱波ロード」を作ってあげるのもサウナーの紳士的なマナーだね。

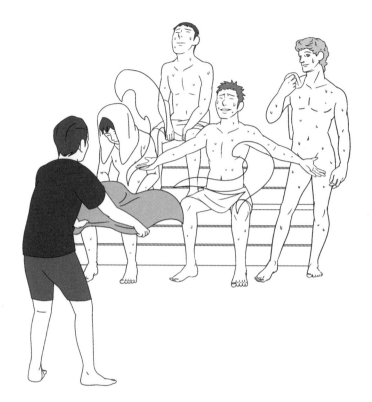

無理をせず、きつくなったら途中退場OK。

アウフグースで送られる熱波はかなり熱い。

体感温度が上がり、汗が一気に噴き出してくるのは超快感なのだが、饒舌なトークを繰り広げるエンターテインメント系の熱波師もいて、時間が長い場合も結構ある（笑）。**しんどいと思ったら途中退場もOK**だ。ここでも絶対に無理は禁物！

最後まで耐え抜いて、みんなで熱波師に拍手を送る楽しみもあるが、同時に**水風呂渋滞も起きてしまう。**少し早めにサッと出て行くサウナーを見ると、「お、できるな」と思うよ。

セルフロウリュをする時は一声かけよう。

その他、自分でサウナストーンに水をかける「セルフロウリュ」、定期的に自動でロウリュをしてくれる「オートロウリュ」もあるよ。

セルフロウリュをする場合、他のサウナーがいるようなら、**「ロウリュしてもよろしいですか?」**と一声かけてからするようにしよう。

ちなみに、セルフロウリュをする時は、少し注意が必要。水をかけた時の「ジュワー」という心地よい音を聞きたい気持ちもわかるけど、ただたくさん水をかければいいわけではない。**かけすぎるとサウナ室内が熱くなりすぎて、逆に不快になることもある。**「今の湿度、温度がベスト」と思っているサウナーもいるかもしれないので、一声かけてからにするのがいいね。

また、水をかけた瞬間に熱い蒸気が立ち上ってくるから、やけどをしてしまう可能性もある。かけ方、かけるタイミングは慎重に!

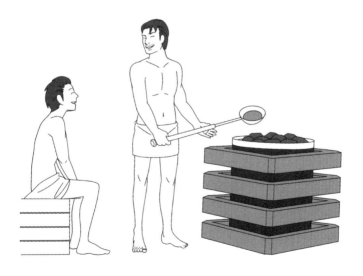

Saunner

サウナの入り方・基本

⑤

水風呂

いよいよきました、水風呂！
「サウナの真髄は、サウナ室ではなく、水風呂だ」というサウナーも多いが、まさにその通り。サウナの本当の気持ちよさは、水風呂に入らずして味わうことはできない。

「水風呂は苦手なんです」「水風呂に入ったら、心臓が止まって死んじゃう！」といっている人も多いけど、それは最初だけ。騙されたと思って水風呂に入ってみて！　水風呂の向こう側が、あなたを待っている。
はじめは冷たさを感じるかもしれないが、20〜30秒くらいじっとしていれば、まるで絹が編まれていくように、だんだんと薄い膜ができ、体を包んでくれる。すると……あれ？　冷たさをあまり感じなくなり、心地よくなるはずだ。
これをサウナーたちは、**「温度の羽衣」**と呼んでいる。
この羽衣は非常に繊細。少しでも体を動かすと羽衣は壊れてしまい、冷たい水が流れ込んでくる。できるだけ動かないように！

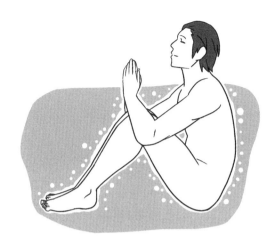

この羽衣に包まれれば、気づくはずだ。水風呂がサウナの真髄だったのだ、と。

苦手、怖いといって、水風呂を避けているそこのあなた！　思い切って、水風呂に全身をつけてみて。そして少しの間じっとしていれば……新たなる快感の扉がパカーンと開くはずだ。

サウナに入る前は汗を流す。

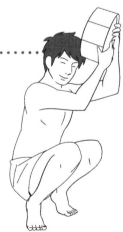

さてさて。
サウナ室から出たらそのまま水風呂に飛び込みたいところだけど、川や湖ではないし、汗だくのまま水風呂に入る「汗流しカット」はマナー違反だから、**しっかり汗を流してから入るようにしよう。**
もし汗を流さずに水風呂に飛び込んだら、

水風呂より冷たい目で見られ、**「ビチョンセ」**とか**「かけず小僧」**とか変なあだ名をつけられてしまうぞ（笑）！

汗流しには主に2パターンある。
まずは、冷たい水をかけるパターン。水風呂の水を桶ですくってかける**「かけ水」**だね。水の冷たさに体を慣らす意味もあり、スタンダードなのはこれ。水風呂の縁にしゃがんで、頭から5回くらい水をかぶる感じかな。立ったままだとまわりに水が飛び散って迷惑になるから、気を付けてほしい。
もうひとつは、**「かけ湯」**パターン。かけ湯用のお湯や熱いシャワーで汗を流すパターンだね。こちらは火照った体をなるべく冷やさずに水風呂に入りたい、寒暖の差を求めることに貪欲なサウナーが選ぶスタイルだ。
「かけ水」と「かけ湯」では水風呂に入った時の感覚が違うので、まずは両方試して、自分に合った汗流しを選ぼう。僕は基本的に「かけ水」派だけど、セットごとに変えて楽しんでいるよ。

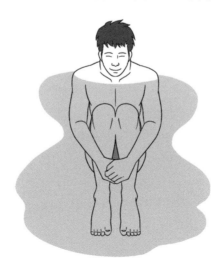

先客がいる場合はそっと入水するのがマナー。

そしていよいよ水風呂へダイブ！
……といいたいところだが、**先客がいる場合は、そっと入水するのがマナー。**水面を揺らしてしまうと、その人がせっかく作り上げた羽衣が壊れてしまうからね。
水風呂に入る時は息を止めがちだけど、**ゆっくり息を吐きながら入ると冷たくない**といわれているよ。息を吐きながら、体の力を抜いて水風呂と体を一体化させる、もしくは水風呂に自分の体を合わせていく感じ。たぶん、息を吐くと痛くない「出産」と同じ考え方かもね。

「心臓に負担をかけないようにゆっくり」とよくいうけど、**僕は頭まで一気にズボンといきたいタイプ。**そこでも2つ楽しみ方があって、前からイク「フロントスタイル」と後ろからイク「バックスタイル」を入れ替えで楽しんでいる。
「頭まで入っていいの？」と思う人もいるかもしれないけど、**サウナの中では頭が一番熱くなっているから、頭を冷やさないのはダメ。**そんなの亀頭までしか入っていないのと、竿まで入っているかの違いと同じ！（笑）
その施設の禁止事項にないなら潜っていいし、もし禁止されているなら後から水シャワーで冷やすようにしよう。

水風呂の中では、体育座りのようにじっとし

102

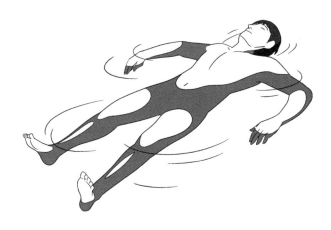

ている人が多いけれど、**全身の力を抜いて浮かぶ「浮遊浴」**が
オススメだ。普段の生活では、立っていれば足、座っていればお尻
といったように、常にどこかに負荷がかかっている状態。「浮遊浴」
なら水圧が均等になる。体のどこにも力が入っていない状態になれ
る時間って、水風呂くらいじゃないかな？　意外とできない人が多
いんだけど、後ろに倒れて耳まで水に浸かれば浮けるよ！　潜水NG
の施設では、水風呂の縁に頭を乗せて、中で階段のように一段高く
なっているところに両肘を当てて体を浮かせるのも気持ちいいよ。

温度の羽衣に包まれよう。

最初の冷たい感覚が苦手な人は多いが、さっきも書いた通り、20～
30秒ほどじっとしていれば「羽衣」に包まれてすぐに慣れる。
それでもダメそうなら、胸の前で両手を合わせて、手だけ水面から
出してみてほしい。つま先や手の指先は冷たさを敏感に感じ取る部
位だから、水から手を出すだけで体感温度が2～3℃くらい上がって
グッと楽になるよ。

無理は厳禁。自分の感覚で出るタイミングを。

さっき、「サウナ：水風呂：休憩（外気浴）の割合は、4：1：5が目安」と書いたけど、水風呂からは時計が見えないことも多いし、**時間を決めて入るものではない。自分の感覚で、出るタイミングを見極めよう。**

「吸った空気が肺の中まで冷やされて、喉の奥からひんやりと冷気を感じたら」「足の指先までしっかり冷えたことを感じたら」といったことを水風呂から出る目安にするとわかりやすいかもしれないね。

水風呂もサウナ室と同じく、無理することは絶対NG。長く入り過ぎて**体が芯から冷え切ってしまうと、体が動かなくなったり、最悪の場合は意識を失ってしまうことも。**我慢をするのではなく、ベストなタイミングで水風呂から上がろう。

ちなみに人間の体には、生命活動の危機判断に用いられる温度センサーがいくつかある。たとえばサウナ室での80℃と90℃、寒冷地での0℃と-10℃ならあまり差がわからないが、日常での20℃と30℃では違いがよくわかる。体温でも36.5℃と37.5℃でもそう。

心地いいと感じるかどうかの温度センサーの境目は16.5℃といわれている。実際、**僕はこの16.5℃くらいの水温が、一番気持ちいいと思うんだよね。**

ツウな人はあえて冷たい水風呂に入りたがる人がいるけど、水温が1桁のシングルでは痛覚が反応してしまうため、気持ちいいよりも痛いと感じてしまう。冷たければ冷たいだけいいというわけではないので注意。でもまぁ、その痛さがまたクセになっちゃうんだけどね（笑）。

サウナを突き詰めるほど水風呂へのこだわりが強くなってくる。

僕たちのような一定のレベルを超えたサウナーは、水風呂に入った時に全身の皮膚感覚で水質を感じ、「あ、この水は甘いね」とか「ここは水が丸い」とかいっているよ（笑）。**水温だけではなく、水の質にもこだわるようになったら、一流サウナーかもしれないね。**

水のよさがわかるようになってきたら、ぜひ天然水を使った水風呂に入りに行ってほしい。たとえば、聖地と呼ばれる静岡「サウナしきじ」や、熊本「湯らっくす」では、そのままゴクゴク飲めちゃう100％天然水を使った最高の水風呂が待っている。水道水とは違う、自然の柔らかさを感じてみて。きっと、水風呂の概念が変わっちゃうよ。

何よりも水分補給が大事。

最後に。

急激な温度差により血圧が上下し、心臓・血管疾患を引き起こす「ヒートショック」での死亡例がある、といわれているけど、最近の研究によると、どうやらそのほとんどが水分不足による熱中症が原因だといわれている。

もちろん、血圧が上下することでのリスクもあるかもしれないが、サウナ浴で大切なのは、何よりも水分補給であることをしっかり覚えておこう。

Saunner

サウナの入り方・基本

⑥

休憩（外気浴）

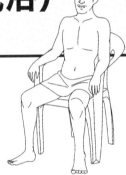

水風呂から休憩へ。
ここがサウナのメインディッシュ!
至福のととのいタイムが待っている。

水で濡らしてよく絞ったタオルで体を拭こう。

水風呂を出たら、まずは水で濡らしてよく絞ったタオルで体を拭く。
タオルが温かいと、せっかく水風呂で締まった皮膚の表層がゆるん
でしまい、ととのいにくくなるから、冷たい水で濡らして絞るのがマ
ストだ。

表層にたまった水滴は体を冷やすため、拭き加減はその時々の外気
温とのバランスを考え、夏ならちょっと水滴を残す、冬ならしっかり
拭くなど調整しよう。ただし、髪の毛からポタポタ垂れてくる水滴
は、外気浴中の邪念になるから、しっかりと拭き取っておくように。

外に出られるなら、風を感じられる外気浴へ。

水滴を拭き取ったら、**休憩用の椅子、「ととのい椅子」に座る。**
ととのい椅子は、サウナ室の前や水風呂の横、露天風呂のある外など設置場所は様々だが、もし外に出られる環境ならぜひ外で「外気浴」をしてほしい。
「水風呂の後で外に出るなんて……」と思うかもしれないが、たとえ寒い日でも、水風呂でしっかり締めてあれば**体の中に熱が閉じ込められているので、思ったより寒さは感じない。**むしろ、露天風呂から出た時よりも温かく感じるはずだ。

ととのい椅子と床に、お湯をかけよう。

僕の場合はまずは、ととのい椅子の上でタオルを絞って、前に使った人の汗を流す。近くにあるお風呂などからお湯を持ってきて、かけている人もいるよ。
僕はなるべく寒暖差を楽しみたいからやらないけど、寒さが気になる人は、お湯をかけて温めるのもありだね。足元の床にもお湯をかけておくとなおいいかも。ちょっとした足湯・床暖を作るイメージだね。足先は一番冷えやすいから、少しでも温めておけば、寒さが抑えられるよ。

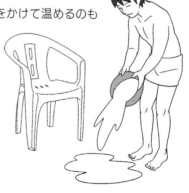

脱力し、目を瞑って心を無にしよう。

そして、いよいよ休憩タイムへ。

椅子と一体になるかのように脱力し、目を瞑って、**身も心も解放して、ただただ無の存在へ……**。サウナ、水風呂で刺激を与えた体を一気に解放する感じだね。

自分の鼓動を感じつつ、肌の感覚がどんどん研ぎ澄まされていく。全身の表面から水蒸気が蒸発すると、**産毛一本一本がピンッピンッと立ってくることが感じられる。**そこに、そよ風が当たると、僕の全身を筆で愛撫してくれているかのような感覚になる。

そう、これは**地球の愛撫**だ。

やがて、血液が全身を、酸素が脳を駆け巡り、頭が真っ白になるような恍惚感がやってくる。とてつもなく気持ちよくて、**天国にいるかのような多幸感……**。

トランス状態、ニルヴァーナ状態なんていう人もいるけど、**「これ、本当に合法でいいのかな?」**って思っちゃうほどだよね。脳内で、幸せホルモンがビシャビシャ出ちゃってる感じ。

究極にリラックスしている状態なんだけど、脳に酸素が行き渡っているから、**頭はシャキッと覚醒して、五感がすべて冴え渡っている最高の状態。**なんだか野生に戻るっていうか、本来の自分が再起動(リブート)するっていうか。

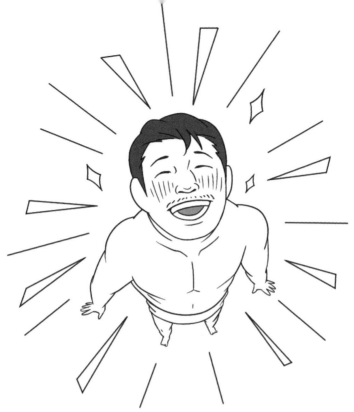

この瞬間、サウナーたちは心の中でつぶやくんだ。

「ととのったぁ～～～～」

この素晴らしい感覚は、マインドフルネスや禅の世界で到達するような境地に近い、というか、それを超越してるんじゃないかなって、僕は思っているよ。

この時間が最大の醍醐味だ。
基本的には、**心地いいと感じられる間は、存分に外気浴を味わうべし！**

無理していつまでも風を受け続ける必要はもちろんないし、決まった時間まで休まなきゃならないというルールもない。
「心臓の鼓動が落ち着いたら」「体の火照りが収まった頃」「寒さを感じたら」などを目安にするといいだろう。
本当に気持ちいいけど、寝落ちしないように注意！　僕も何度か外気浴しながら寝ちゃったことがあるんだけど、気づいたら1時間経って体がすっかり冷えていたよ。ととのうどころか、下手したら体調崩しちゃうからね。

露天スペースがない施設では、残念ながら**「全身を撫でる地球の筆さばき」**は感じづらいんだけど、東京・墨田区錦糸町にある「サウナ＆カプセルホテル　ニューウイング」では、ととのい椅子の上にサーキュレーターのような装置がついていて、上から風が降り注ぐようになっている。こうした施設の努力や愛には、本当に涙が出てくるよ……。

この**「サウナ➡水風呂➡休憩（外気浴）」のサイクルを3セット繰り返すのが基本。**
そうすればディープリラックスや恍惚感、解放感、多幸感……そしてその後にやってくる五感が研ぎ澄まされ、眠っていた機能が動き出す感覚を味わうことができる。

肌を撫でる風すら心地よく、ごはんを食べればより美味しくなり、美しいものはより美しく見え、音は綺麗に聞こえ、空気の香りすら感じ……心身共に究極にリラックスしながらも、頭はシャキッと覚醒している状態。これがわかるようになれば、ととのっている証拠だ！

サウナの入り方・基本

⑦

締めの水シャワー

最後のセットは水シャワーで。

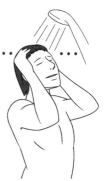

最後のセット（たとえば3セット目）は、水風呂の後にすぐに水シャワーを挟んでから、休憩（外気浴）に行ってほしい。

水風呂は他の人も入っているから、最後に体をきれいに洗い流すためなんだけど、お湯ではなく水のシャワーというのが大事なんだ。

つまり、**最後のセットは、サウナ➡水風呂➡水シャワー➡休憩（外気浴）で！**

子どもの頃、お父さんやお母さんとお風呂に入ると、「100まで数えて、キチンと温まってから上がりなさい」といわれていた人は多いだろう。それは大人になっても体に染みついていて、ととのった後にお湯に浸かったり、温かいシャワーを浴びたりする人もいる。

しかし水風呂後のタオルと同じで、水でギュッと締まって体内に蓄熱し、シャキッとした状態になったにもかかわらず、**お湯に浸かると、せっかく締まった皮膚や汗腺がまた開いてしまう**から、お湯に入らずに上がるのが僕のこだわりのひとつ。サウナ→水風呂→外気浴だけを繰り返して、湯船に一度も浸からないことなんてザラだよ。

ととのった状態をキープするために、最後のセットの水風呂後はすぐに水シャワーを浴び、しっかり絞ったタオルで体を拭き、ととのい椅子に座る。こうすると、浴室を出る頃には体が乾いて、バスタオルいらずになるんだ。
「水なんて浴びて出たら、風邪をひいちゃうよ」と思うかもしれないが、実は逆。**しっかり締めてから出れば、いつまでも体の中がポカポカだ。**僕は、普段の入浴でも水シャワーで締めてから上がっているくらいだよ。騙されたと思って一度試してみて!

外気浴の時にもいった通り、感覚が研ぎ澄まされて敏感になるから、ととのった後は、Tシャツを着るだけでも本当に気持ちよくて。
「まるでTシャツとSEXしているようだ」と表現する人もいるほどだ。まあ、僕くらいしかいってないんだけど (笑)。

というわけで。
最後は、TシャツとSEXしよう。

Saunner

サウナの入り方・基本

アフターサウナ

アフターサウナまでがサウナ。

アフターサウナの過ごし方はいろいろあるけど、最も一般的なのは「サウナ飯」かな。「マルシンスパ」(東京・笹塚)ならチャーシュー、「スカイスパ」(神奈川・横浜)ならキムチチゲなど、名物メニューがある施設も多いから、その場所ならではのメニューをチェックしておくと楽しみも倍増するよ。

サウナでととのえば、五感が鋭くなっているから、いつもより味にも敏感になっている。以前一緒に「スカイスパ」に行ったライターは、キムチチゲを食べて、「酸味が際立っている!」と驚いていたよ。
あと、サウナの後のビールも最高だけど、サウナーはドリンクにもこだわりが! 「オロナミンC」と「ポカリスエット」を混ぜた「オロポ」がサウナーではおなじみのドリンクなんだ。自分好みの割合で割って作るのもありだけど、施設によっては当たり前のように販売されているから、ぜひ一度味わってみてほしい。

施設内で食事を済ませないで、徒歩で行ける範囲の飲食店でサウナ飯を楽しむサウナーも多い。お気に入りの店を見つけるのもサウナの楽しみのひとつだね。

ちなみに僕のNO.1サウナ飯は、札幌の「ニコーリフレ」からの「日本酒バルowl（アウル）」のコース。ジンソーダを飲みながら、「牡蠣のオイル漬けとピーマン（通称＝カキピー）」を食べるのがたまらなく好き！

でも本当は……（これをいったら嫌なやつになっちゃうから、普段は絶対いわないんだけど）、最高のサウナ飯は、「ニコーリフレ」からの、「鮨一幸」。北海道ミシュラン2つ星を獲得している超名店！　最後の晩餐するんだったらこのコースだな。ニコーリフレでととのって、鮨一幸でおなかいっぱい食べて、そのまま死にたい。

どこのサウナに行くかは、サウナ飯をどこで食べるかなど、アフターサウナの過ごし方と1セットで考えるようになってくるよ。

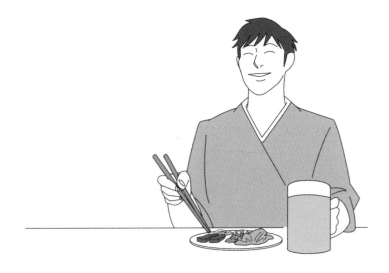

さて、「ととのう」ためのサウナの入り方として、①〜⑧まで説明してきたが、これはあくまでも「ととのえ親方流」という一例ね。

サウナの入り方に正解はなく、自分の感覚で見極めるのがベストだ。
まずはこの例を参考にしながらサウナに入ってみて、自分に合わせて徐々にカスタマイズしていってほしい。
自分なりにアレンジを加えながら、スタイルを作り上げていくのが醍醐味であり、本物のサウナーだ。

さぁ、これを読んだら、早速サウナへ行こう。

心も体も人生も。
すべてがととのう、快楽と解放の境地へ。

May the TTNE be with you.
ととのえと共にあれ。

日本サウナ学会・加藤医師に
「正しい水風呂」
を聞いてみよう。

日本サウナ学会代表理事《加藤容崇》
with
日本サウナ大使《タナカカツキ》× ととのえ親方《松尾大》

@スカイスパYOKOHAMA

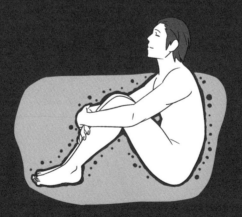

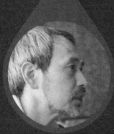

タナカカツキ

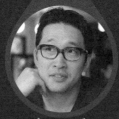

加藤容崇医師

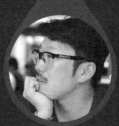

ととのえ親方

僕たちサウナーの永遠のテーマ、それは水風呂の入り方だ。

水温は冷たければ冷たいほどいいのか、どのくらいの時間入るのが
ベストなのか、安全で心地いい水風呂の入り方は……?
「サウナの主役は水風呂だ」と、水風呂を愛してやまない、日本サウ
ナ大使・タナカカツキさんもお迎えし、加藤容崇医師に「水風呂の疑
問」を投げかけてみた。

感覚的なものだけではなく、医学的見地から水風呂を。
水風呂の気持ちよさを追求する皆さん、ぜひ参考に!

Profile:

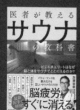

加藤容崇(かとう・やすたか)
日本鍼治療標準化学会代表理事、日本サウナ学会代表理事、慶応
義塾大学医学部腫瘍センターゲノム医療ユニット特任助教・医師、
北斗病院・医師。週5回のペースで利用するほどのサウナ好きで、
サウナの効能の科学的な解明に取り組む。
著書に『医者が教える サウナの教科書 ～ビジネスエリートはなぜ
脳と体をサウナでととのえるのか?』(ダイヤモンド社) がある。

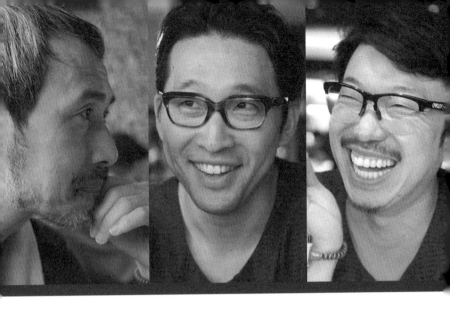

冷たい水風呂とぬるい水風呂

タナカ　水風呂に入る時、自分の体を使って、いろんな温度を感じているじゃないですか？　実感と経験と。すごく面白いと思うんですよね。自分の好みの温度はいくらだとか、最初の方と慣れてきてからでは感じ方が変わりますし。

これまでいろんなセッションをやってきた中で、**僕2回くらい顔色がまったくなくなったことがあって**。浴室にある鏡で自分の顔を見た時に、完全に真緑色だったんです。

ピンチです。もう歩けない。その時の条件が似ていて、どっちとも**水風呂がぬるかった時なんですよ**。だいたい18℃設定で、人が入って19℃とか20℃になっていて。結構すぐ体が慣れてくるんで、気持ちよくてゆっくり長くいちゃうんですよね。

水風呂って時計もないでしょ？

親方　何分入ったかわからないですもんね、水風呂は。

タナカ　水温計しかないんで、ぬるいと思ったらずっといちゃう。ふと気づけば、「どんだけ入ってんだ……」って。

出た時にやっぱりクラ〜っと、「重力、スゲェ」ってなるんですよね。宇宙から地球に帰ってきたみたいな。そこから歩けなくなって、浴槽の縁でずっと待って。

これどうしたらいいんだろう？　冷たいのかあったかいのか、寒いのか暑いのかわからないんですよね。しばらくしたら徐々に戻ってきたんですけど、どっちとも水風呂がぬるかった時なんです。冷たいとやっぱりパッと上がるんで。

すごく冷たい、たとえばフィンランドの凍った湖で気分が悪くなったことは一度もない。強冷水の施設の人に話を聞いても、「強冷水で気分が悪くなったり、死んだりとかは一度もない」と。

でもぬるめの施設というのは、自分がおっちょこちょいというのもありますけど、危ないと思うんですよ。

「冷たいよりもぬるいのがヤバイ」って話、医学的にみてどうなんでしょうか？

加藤　低体温症ですね。長い時間水風呂に入っていて体が寒くなりすぎたんでしょうね。

「TRP※受容体」という温度のセンサーの話なんですけど、一番低い温度帯のセンサーは人体にとって危険な温度だ！という警告なので、かなりシャープに反応してくるんですよ。たとえば冷たい水風呂だったら、ピーンとくるのでそんなに耐えられないんですよ、不快で。

強い反応なので、そこを越えるとつらくて入れなくなっちゃうんです。逆に、ちょっと温度が高いとそのセンサーが反応しないのでつらくない。それで長く水風呂に入れちゃうんですよ。いつも冷たい水風呂に入っている人だと、その鋭い反応に慣れてしまっているから、いつもくる"強い反応"がなくて、わからなくなるんですよ。それでひたすら入っちゃって、深部体温が下がっちゃうんですよね。

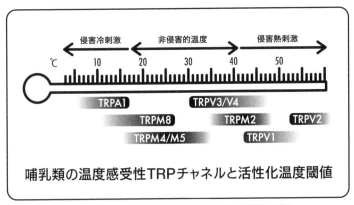

哺乳類の温度感受性TRPチャネルと活性化温度閾値

出典：富永真琴「温度受容のしくみ」「哺乳類の温度感受性 TRPチャネルと活性化温度閾値」より作成

実はすごく冷たい水風呂でも短時間だったら、深部体温ってそんなに下がらないんです。体表の血管がキュッと締まって、熱を逃がさないように防御するんですよね。

ぬるいやつだとそんなにキュッと締まらない上に、長い間入っていると、かなり体温が奪われていきます。シングルみたいな冷たい水風呂でも、短時間だったら深部体温って0.2℃くらいしか下がらない。表面が締まっているだけで深部はそんなに冷めてない。だから大丈夫なんですけど、深部まで冷めちゃうと低体温症になっちゃいますから、失神しちゃいますよ。

低体温症って、登山などでも訳がわからなくなって異常行動を起こしたりするんです。防衛機能で温度感覚がなくなっちゃうんで。

タナカ　じゃあ、低体温症になるリスクがある温度って、どれくらいなんでしょう？

加藤　水温だけでなく時間も大事だと思うんですよね。ぬるいからといって入りすぎたら低体温症になりますし、冷たいのに無理に入っていても低体温症になる。むしろ時間でしょうね。

タナカ　なるほど。じゃあ長い時間入ってしまう温度は?

加藤　TRPレセプターで一番下がA1 (図のTRPA1)。つまり、一番不快な刺激ですね。そこに入るとしんどいので、長く入れないです。18 〜19℃くらいですかね。それよりぬるいとA1が反応しないくらいので長く入れちゃう。**ピンチのシグナルが出ないから。**「出なさい」っていうシグナルがあると出たくなるんですけど、それがこない。ただパキッとわかれているわけじゃなくて、山みたいになだらかになってるんですね。なので、いつもの"アレ"がこないってなっちゃって、ずっと待っていると、いつまで経ってもこなくて冷えちゃって倒れる。危ないですね。

タナカ　逆にいうと、水風呂の温度が17℃、16℃より下だと、そのシグナルがやってくる?

加藤　冷たくてしんどいということですね。長く入っていられない。

タナカ　時間の長さなんですね。

加藤　僕はいつも脈で取っています。肌感覚ではなくて。脈拍計がこれ (時計) についているので、つけっぱなしにして水風呂に入って、平脈に戻ったらすぐ出ちゃいます。
1回サウナに入ると、脈拍が120とか130くらいになるんですよね。水風呂に入ると、僕は静かにしている時の脈拍がだいたい50〜60くらいの間で、水風呂に入るとそれよりも下がるんですよ、大幅に。

※TRP
Transient Receptor Potential、温度感受性という意味。簡単にいえば、人体に備わっている温度センサー。生命活動の危機判断に用いられている。

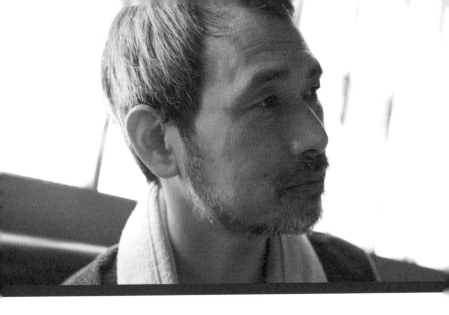

脈が強くなってゆっくりになるんですよね。
しばらくするとそれが落ち着いてきて、いつもくらいの脈になったら
水風呂を出ちゃいます。目安として、体の血液が一周する時間って1
分くらい。何周もしちゃうと、徐々に体全体が冷えちゃって低体温症
になるので、目安は1分くらいです。

親方 血液がぐるぐるまわっていると、どんどん冷えちゃうと。

加藤 一周で十分です。表面が冷えるためには一周で十分なので。

タナカ 面白いな。だから1分なんですね。なんか1分だもんね。

加藤 1分なんですよ。**指標として、喉がスースーしてくる**じゃない
ですか。あれがちょうど一周したところで。深部（肺）の熱い呼気
と、気道表面の部分が温度差を感じるからスースーするので、喉が
スースーしたら出ていいタイミングですね。

タナカ　喉がスースーしたら出ろ！　これ新しいじゃん。
脈で測るっていうのもいいですね。新たな指標というか。

加藤　そもそも時間って、人体に直接関係ない指標じゃないですか。脈拍を見る方が理に適ってる。自律神経って生体を自動的にコントロールして維持してくれる神経なんですけど、自律神経がコントロールする対象としては心臓が一番大事。
心臓が環境にアジャストできなくなったら、血流がいかなくなって倒れて死んでしまうので。心臓が一番明敏に反応する。なので、**脈拍数っていうのは、実は自律神経の状態を見るのに一番わかりやすい指標になります。一番簡単でわかりやすいですね。**

タナカ　なるほど。サウナ、水風呂、休憩みたいので、「何分くらい？」ってよく聞かれますけど、それは「分」で答えるんじゃなくて、「脈」で答えると一番近いというか。

加藤　そうですね。心臓の負荷がだいたい早歩きからジョギングくらいの負荷（60W〜100Wくらい）で、普段の脈拍は100回くらいの人もいるし、人によって個人差が大きいんですよ。早歩きの時の脈拍を自分で覚えておいて、軽いジョギングで120〜130くらいなのでそこを指標にしています。自分にとって最適な脈拍数を測っておくのがいいと思います。

タナカ　うっすらと汗をかく感じですかね？

加藤　そうです。軽く汗ばむけど、そんなにしんどい運動ではないっていうくらいですね。
面白かったのは、大ちゃん（親方）、カラオケでフジファブリックの『若者のすべて』を歌うじゃないですか。**サウナーたちが好むテンポっ**

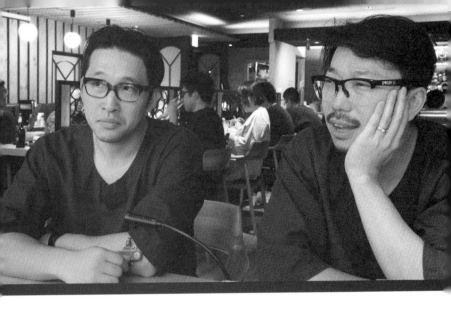

てみんな似ていて、まさに120〜130bpmくらいのやつをみんな歌うんですよ。サウナの後に。
「アッチ、アッチ」といいながら水風呂に入る時のビートが好きなんだと思います。脈拍を無意識的に感知してるんですよ、たぶん。

タナカ　普段、数字でわかんないからね。自分の脈拍を理解すると、新しい世界が広がりますよね。

加藤　ずっともうこうやって（脈拍を取って）、音楽を頭の中で再生して、「そろそろ同期してきたな」「まだテンポが遅いなー」みたいな感じです。僕は、夏はTUBEの『シーズン・イン・ザ・サン』なんです。あれが127bpmなので。冬は山下達郎とかなんですけど。
「そろそろテンポが合ってきたな、OK」となった時に脈拍計を見ると、だいたい合ってるんですよ。そうすると面白いですよ。まわりの人の雑念も気にならなくなる。**目をつぶって自分の脈に集中していると、何も頭に入ってこなくなりますよ。**

タナカ　瞑想に近いですよね。

加藤　そういう瞑想効果もあるのかな、とは思いますね。

羽衣を感じやすい温度

親方　この前ちょっと話していたのが、**「温度の羽衣を感じやすいのは何℃なんだろう?」**って。それ、何℃だったっけ?

加藤　16.5℃くらいなんですけど、実際はもうちょっと冷たい方が気持ちよくないですか?　14〜15℃くらい。「16.5℃だと若干ぬるい気がするのはなんでだろう?」って話していて。それは、我々が感知しているのは「羽衣温」なんじゃないか、と。羽衣の温度が実際に肌に触れる温度だから、**少し低めの設定の水風呂に入って、最終的に16.5℃になる温度を好んでいるのではないか**、という話でしたね。

親方　15℃の水風呂に入って、16.5℃のセンサーのところにくるまで1分くらい。そうすると、最初はTRPA1とTRPM8の2つのセンサーだけが反応していたのが、16.5℃になった時に、TRPA1が反応しなくなって、代わりにTRPM4/M5が反応する。**一番低温のセンサーが反応するところで入って、羽衣をまとって肌に触れる温度が16.5℃になった時、一番低温のセンサーの反応が弱くなって、センサーが切り替わるってことだよね。**

加藤　最初はちょっとしんどいじゃないですか。でもちょっとしんどいくらいがちょうどいい。それはたぶん、最初は羽衣がないから冷たいんだけど、羽衣の温度でつじつまが最終的に合ってくるんじゃないかと。だから、**「羽衣温」まで考えた上での水温設定が理想**ですね。

空いていて静かなところは羽衣が作りやすいから、羽衣温を考慮して少し低めにするとか。

タナカ　静かならすぐ羽衣作れますもんね。人が多いと羽衣が破けちゃうから、その時の設定が必要ですよね。

加藤　混んでいる時はちょっとぬるめにする、空いている時はそのまま冷ためにしておく、とか。

タナカ　最近、人の羽衣を破かない入り方をだいぶ習得してきたんですよ。水の動きを見ながら、足先から抵抗なくトゥルーンって入って。**「こいつが入ってくる時、まったく破けねぇな」** みたいなやつになりたい。

親方　なりたい（笑）。

加藤　音もなくスルーっと。なるほどね、羽衣を乱さない。

タナカ　人の羽衣を、乱さない、破かない。目には見えない水の中の思いやり。破いてほしい場合もありますけど（笑）。

加藤　水流も大事ですよね、上流でやっちゃうと乱れちゃうから、下流から静かに入らないと。

親方　どこの流れから入るかっていう。サーファーみたいだな、それ。

事故のない範囲で自由に

タナカ　今はいい意味でも悪い意味でも、水風呂の温度だったり、

ドライなサウナがまだ残っていたり、いろんなサービスも出てきていて……まだエビデンスがあまりない状態で、「水風呂の温度はこうしなさい」というのがないおかげで、**とんでもない水風呂が登場**したりしているのは、日本ならではで面白いと思う。そういう広がりを「水風呂は何℃」といい切ることによって、止めちゃうのはよくないと思うんですよね。でも、**水風呂の温度に関して、正しい知識としては知っておいた方がいい。**今のところ冷水に関してはネガティブなことが起こっていないので、そのバリエーションも楽しいし、広まっていってほしいとは思うんですけど、逆に18〜19℃くらいのぬるい水風呂は、低体温症のリスクが出てくるというのは知っておきたいですね。

親方 19℃の水風呂なんかに関しては、「ぬるいので入り過ぎに注意してください。危険です」って張り紙を貼った方がいいかも（笑）。

タナカ サウナ室はあるのに水風呂のないところもまだありますしね。冬場は冷水シャワーでしのげるけど、夏場は水道水もぬるい、外気浴もできない施設では、体の火照りが取れない。そんなデンジャラスな施設もまだある。

加藤 やっぱり事故が一番あってはならないと思うんですよね。**事故がない範囲で自由にやるっていうのが一番いいと思います。**「ここはダメだけど、ここから先は自由にやってください」という。「こうしなきゃダメだ」じゃなくて。「これは危ないからやめましょう、それ以外でやってくれればいいですから」のスタンスでいいと思う。

医学的には、**水風呂の温度だけでなく、入る時間の長さも大事**ですね。

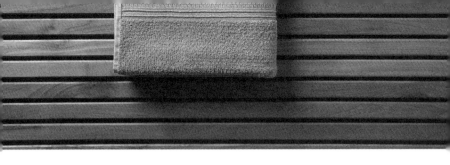

Sauna Life

サウナーたちに聞く"サウナライフ"

サウナの楽しみ方やスタイルは、千差万別。

それぞれの想いやこだわりを持って、

サウナーたちは今日もサウナに向かいます。

サウナに目覚めた産湯から、最も好きなサウナ、持って行くグッズ、

サウナに入る理由、こだわりのポイント、アフターサウナ……まで。

僕の愛するサフレ12人に、マイサウナライフを教えてもらいました。

自分なりのサウナライフを見つけるために。

サウナを心から愛するサウナーたちの「サウナライフ」に触れてみよう。

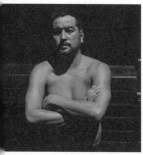

File: 01 Daisuke Akiyama

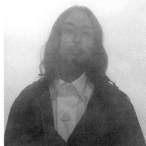

File: 02 Motoharu Iwadera

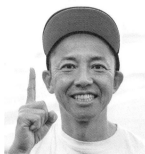

File: 03 GAKU-MC

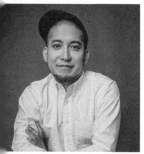

File: 04 Shotaro Kushi

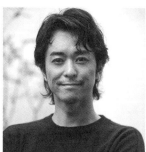

File: 05 Kenji Kohashi

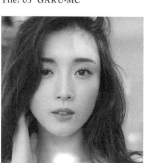

File: 06 Miyako Sono

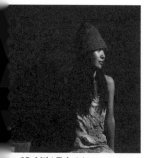

File: 07 Miki Tokairin

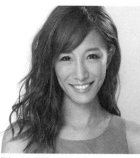

File: 08 Hitomi Fukui

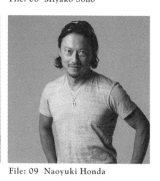

File: 09 Naoyuki Honda

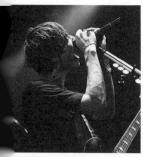

File: 10 Tatsuya Maki

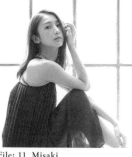

File: 11 Misaki

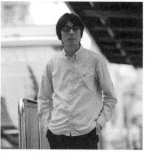

File: 12 YO-KING

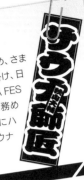

File: 01 Daisuke Akiyama

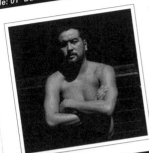

秋山大輔　サウナ師匠

「東京ガールズコレクション」をはじめ、さまざまなイベントのプロデュースを手掛け、日本最大級のサウナフェス「SAUNA FES JAPAN 2019」のプロデューサーも務めるプロサウナー。20代からサウナにハマり、その魅力を広めるうちにサウナ師匠と呼ばれるように。

サウナー専門のブランド「TTNE」: https://www.ttne.co

Q1. 初めてサウナに目覚めた施設 (産湯) はどこですか？　きっかけは？

真夏に自転車で通っていた近所のジムのサウナでした。気候とトレーニングで火照った体をクールダウンしてくれた水風呂からの帰り道の自転車外気浴は最高の思い出です。もちろんサウナもそこでハマりました。

Q2. 最も好きなサウナ、良く行くサウナはどこですか？

●ジェクサー・フィットネス＆スパ新宿 (東京・新宿)
歯磨きをするように毎日入りたいので、サウナのあるスポーツクラブの会員に。会社にサウナを作るのは難しいので、ジェクサー近くに会社を引っ越しました。朝ウナで15分だけサクッと入ることもありますよ。
月額1万円くらい払えば毎日サウナに入れるので、お得だと思います！

Q3. 必ず持って行くサウナグッズを教えてください。

●タオル　最も重要なアイテム。サウナー専用ブランド『TTNE』製のSaunner Box Logo フェイスタオル。サイズ (320×850mm)、厚み (3.7mm)、吸水性にこだわって作った今治タオル。
●歯ブラシ　全身がととのった時に、口内だけがととのっていないのは嫌なので、必ず歯を磨きます。

Q4. なんのためにサウナに入っていますか?

ととのえて、いいコンディションの自分になるため。
サウナに入ると不安やイライラが吹き飛ぶし、人にやさしくなれるんです。
元気とは"元"の"気"に戻ること。サウナでととのえて、本来の自分に戻すことで、パフォーマンスも向上します!

Q5. サウナに入る時のこだわりポイントを教えてください。

●下駄箱→ロッカー→サウナの最短の導線を確保して、効率よく入ることを心掛けています。もっといえば、駅や駐車場からサウナ施設の距離も最短が理想です。
●外気浴の時には足から冷えていくので、椅子だけでなく床にもお湯をかけて"床暖"を作っています。
●ロッカーのカギを左足につけています。カギに縛られたくないので。持たないのが理想ですが、貴重品も大切なので、最もつけていることを感じにくい左足首につけています。
●水風呂の水との距離を感じたくないので、全身脱毛をしています。脱毛すると、水風呂に入る時、ドボンではなく、トゥルンといった感じになりますよ。

Q6. アフターサウナを教えてください。

基本的にサウナとサウナ飯をワンセットで考えています。サウナから歩いて行ける距離のサウナ飯を探すのが得意で、お店までの道のりが外気浴にもなります。サウナで消耗しているので、味が濃いめのものや滋養強壮系が多いですかね。

Q7. あなたにとってサウナとは?

サウナはエンタメ! 子どもが初めて行くディズニーランドのようなもの。ワクワクするかどうかが大事で、行きつけのサウナもいいけど、初めて行くサウナも好きです。必ずしも質が良くないサウナでも、ワクワクできるから好きです。

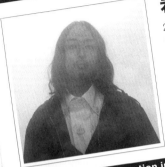

File: 02 Motoharu Iwadera

岩寺基晴 / サカナクション

2007年にサカナクションのギタリストとしてデ
ビュー。2019年6月に6年ぶりのオリジナルアルバ
ム「834.194」をリリース。2017年頃からサウナに
魅了され始め、2019年にはサカナクションが主宰す
る音楽と様々なカルチャーを融合するイベントNFで、
キャンプ&サウナを愛するユニットSauna Camp.と
コラボレーションを行い、「NF #12 -Sauna Camp.-」
in 森、道、市場 2019を開催。

サカナクション: sakanaction.jp

Q1. 初めてサウナに目覚めた施設（産湯）はどこですか？ きっかけは？

●スカイスパYOKOHAMA（神奈川・横浜）
3年ほど前、タナカカツキ大使のサ道1巻との出会いがきっかけで訪れたス
カイスパのマイルドなサウナ室でこれまでのサウナ感を大きく覆され、とと
のいの世界に足を踏み入れました。実家が銭湯だったのですがサウナを知
らずに育っていたので、アイデンティティを手に入れたようでとても嬉しかっ
たのを覚えています。

Q2. 最も好きなサウナ、良く行くサウナはどこですか？

●ニューウイング（東京・錦糸町）
支配人のサウナへの愛とこだわりが詰まった施設。外気浴エリアがないとい
うことを逆手にとりストロングポイントにまで昇華した『風の滝』と『ミスト
マックス』というアイデアにより、季節天気関係なくいつ行っても安定したと
とのいを得ることができます。ボナサウナ、水風呂の設定も素晴らしい。細
かい設備やホスピタリティが頻繁に更新されていたり、新しい試みもあったり
と、貪欲にととのいを求めるととのい特化型施設。

Q3. 必ず持って行くサウナグッズを教えてください。

着替えしか持って行きません。タオル、アメニティ、館内着など全てその施設のものを使うことでその施設のサービス、特色、サウナに対する考え方などを体感するのが好きです。

Q4. なんのためにサウナに入っていますか?

多くの場合目的は休憩です。疲れた身体と、回転し続けている頭を休めて油をさすイメージ。なので日常的には入らず、月に数回入る程の非日常、特別な体験であることを大切にしています。

Q5. サウナに入る時のこだわりポイントを教えてください。

まず、サウナ室→かけ湯→水風呂→休憩の最短導線確認。そしてととのい椅子が満席だった場合のプランBの設定。予め考えておくことで、セッションを始めてからととのうまでの頭の回転をできるだけ抑えています。サウナ室では脇の下の温度調節を意識しています。セッションを繰り返していると休憩中に身体が冷えてしまう事があるのですが、サ室で脇の下をしっかり温めるとそれが少ないように感じます。そしてかけ湯はできるだけ熱いお湯で。サ室で暖まった身体をできるだけ冷やさずに水風呂にダイブするのが好きです。

Q6. アフターサウナを教えてください。

サウナグッズを持って行かないのと同じ理由で、その施設の全てを味わうためにその施設の食事処でサウナ飯をいただくことがほとんどです。味噌汁が美味しい施設は良い施設である確率が高いと思います。

Q7. あなたにとってサウナとは?

『ととのい』という圧倒的な非日常。心身を整え、自分の頭の中と真っ向から対峙したり真っ白にしたり、完全に身を任せれば深い次元で生と死を感じることすらできる。こんな体験ができるのはサウナだけで、サウナは唯一『サウナ』なのだと思います。

File: 03 GAKU-MC

GAKU-MC

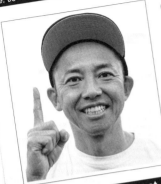

ラッパー

アコースティックギターを弾きながらラップする日本
ヒップホップ界のリビングレジェンド。自身の活動と
平行し僚友 桜井和寿 (Mr.Children) とウカスカジーを
結成。音楽とフットボールを融合し、人と人を繋げて
いくことを目的とした団体【MIFA】を立ち上げる。ま
たツアーをキャンピングカーで行うなど、冒険家とし
ても認知されている。キャンドルの灯りと音楽で日
本を元気するイベント【アカリトライブ】発起人。

http://www.gaku-mc.net

Q1. 初めてサウナに目覚めた施設 (産湯) はどこですか？ きっかけは？

●洞爺湖 TTNE SAUNA (北海道・洞爺湖)
ととのえ親方につれていってもらった洞爺湖のほとりのアウトドアサウナ。
それまでなんとなく好きだったサウナですが、真冬の湖が水風呂というダイ
ナミックさに度肝を抜かれた。

Q2. 最も好きなサウナ、良く行くサウナはどこですか？

●サンドゥニ / Сандуны(ロシア・モスクワ)
2018FIFAワールドカップ観戦の為に訪れたロシア。
決勝ラウンドでベルギーにやぶれた、その敗戦の夜に行ったモスクワの歴史
的名店サンドゥニ (https://msk.sanduny.ru/ru)。
現地の人たちから「日本良いサッカーしてたよ！ 惜しかったね！」とサウナ内
でたくさん声をかけられて、いつのまにか、心も体もととのってた。独特の
ヴィヒタのかおりとロシアンビールが忘れられない。

Q3. 必ず持って行くサウナグッズを教えてください。

●**サウナハット**　耳周りを保護するだけで随分と楽になります。僕はわりと高温多湿が好きですが、ハットのお陰でその大好きなサウナに余裕をもって長くいることができますね。ハットを忘れた時はタオルで耳を隠すようにかぶります。

Q4. なんのためにサウナに入っていますか？

常に次の作品のことを考えています。運転していても、誰かと話していても、テレビを見ていても。サウナはそのフル回転している頭の『再起動』だと位置付けています。

Q5. サウナに入る時のこだわりポイントを教えてください。

体調に合わせて無理をしない。
余裕がある時は、水通しからの3セット（サウナ→水風呂→休憩）。そうでない時には、サウナスタートで2セット、もしくはそれを1に減らす。
またマナーとしてそこに居合わせた人のご迷惑にならないように。静かに、そっとサウナ愛好家の一人としてその時間を楽しむ、かな。

Q6. アフターサウナを教えてください。

楽しいお酒と美味しいお食事。
ここ数年は友人との食事会にサウナをプラスすることが多くあります。そういう意味でも食事場がある施設が好き。

Q7. あなたにとってサウナとは？

明日もまた戦えるように、自分で押す再起動ボタン。
それがサウナです。

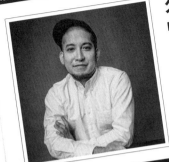

File: 04 Shotaro Kushi

久志尚太郎
NEW STANDARD株式会社 代表取締役

2014年TABILABOを創業、Business Design&Brand Studioをはじめとする組織開発を牽引してきたほか、クリエイティブディレクターとしても事業開発・クライアントワークに従事する。2019年8月、NEW STANDARD株式会社への社名変更・リブランディングを主導。

NEW STANDARD: https://new-standard.co.jp/

Q1. 初めてサウナに目覚めた施設（産湯）はどこですか？ きっかけは？

10代の頃から入っていましたが、無自覚サウナーとして月数回ペースでずっと通ってました。気持ちいいとか、ととのうという感覚に対して無自覚だったのですが、2014年に、秋山だいちゃん（サウナ師匠・秋山大輔）や小橋賢児くんに出会ってから、サウナの気持ちよさに自覚を持って、能動的なサウナーになりました。

Q2. 最も好きなサウナ、良く行くサウナはどこですか？

●サウナ＆カプセルミナミ下北沢店（東京・下北沢）
空いてるサウナが好きです。
基本的には、一人で空いてるサウナに行きます。
混んでるサウナには行きません（嫌いです）。
一番家から近いサウナは、サウナ＆カプセルミナミ下北沢店です。
サウナーから人気がなくて、空いてます。
なので、最近お気に入りです。

Q3. 必ず持って行くサウナグッズを教えてください。

特にありません。タオルがない施設にはフェイスタオルだけは持っていきますが。

Q4. なんのためにサウナに入っていますか?

現代のコンテンツの中で、サウナは珍しく自分の内側へとゆっくり向き合える空間であり、プロセスだと思います。禅や瞑想、ヨガなども経験しましたが、内面と向き合い、もとの自分へとチューニングするには、サウナが一番僕に合っています。

Q5. サウナに入る時のこだわりポイントを教えてください。

◉最初に水風呂に入る「水通し」を、夏も冬もやっています。水風呂の前は体を洗っておきます。
◉マナー違反ですが、水風呂のあと全身ビショビショでサウナに入るのが好きです(笑)。
◉基本的にはサウナでは一人になりたい。友人たちと行くこともありますが、そういう時も、一人になるために最初にトイレに行ったりして時間をずらしています。サウナ室で話すのはあまり好きではありません。

Q6. アフターサウナを教えてください。

基本はサウナ飯です。

Q7. あなたにとってサウナとは?

サウナに入ることは、生きることそのものです。
サウナに入っていなかったら、こんなに仕事はできてなかったと思います。
ずっと休みなく仕事をしている中で、サウナに入っている時間だけが自分を唯一強制的に休ませてあげられる時間です。サウナに入っていなかったらかなり精神的にまいっていたと思います。サウナには相当救われています。

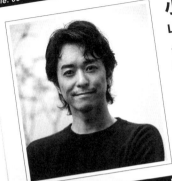

File: 05 Kenji Kohashi

小橋賢児 クリエイティブディレクター
LeaR株式会社 代表取締役

1979年東京都生まれ。88年に俳優としてデビュー、NHK朝の連続テレビ小説『ちゅらさん』などの人気ドラマに出演。2007年に芸能活動を休止後、『ULTRA JAPAN』のクリエイティブディレクターや『STAR ISLAND』の総合プロデューサーを歴任。東京2020 NIPPONフェスティバルのクリエイティブディレクター、キッズパークPuChuのプロデュースなど、イベントや都市開発の企画運営に携わる。

LeaR株式会社: https://www.learinc.space/

Q1. 初めてサウナに目覚めた施設（産湯）はどこですか？　きっかけは？

◎TimesSPA RESTA（東京・池袋）
子どもの頃から入っていたんですが、サウナにはじめて目覚めたのは、大ちゃん（サウナ師匠・秋山大輔）から「サウナの入り方、やべーの見つけちゃってさ」と誘われて一緒に行った池袋のTimesSPA RESTAでした。その入り方を知った時に、「大人になっていろいろ経験してきて、だいたい想定内のことばかりだったのに、こんなに目から鱗が落ちることある!?」って驚いて。それがサウナに目覚めた時ですね。

Q2. 最も好きなサウナ、良く行くサウナはどこですか？

◉サウナしきじ（静岡・敷地）
最も好きなサウナは、やっぱり「しきじ」ですね。サウナというか水風呂なんですけど。ととのい方がちょっと違いますよね。水に入った瞬間にカラダで美味しいと感じるんです。山の中で滝壺に入ったような……オアシスってこういうことだなって。都内でよく行っているサウナは、西麻布のadam・eve、池袋のRESTA、笹塚のマルシンスパあたりです。

Q3. 必ず持って行くサウナグッズを教えてください。

突然行きたくなったりするので、わざわざ常備して必ず持っていくものというのはないのですが、用意できる時は自分のシャンプーやトリートメント、歯ブラシは持って行きます。
ととのったらすごく敏感になるので、シャンプーや歯磨き粉の香りも使い慣れたものがいいんです。

Q4. サウナに入る時のこだわりポイントを教えてください。

●サウナに行くようになって、着る服は変わりました。
「ととのった時に、この服を着たら気持ちいいだろうな」という視点でTシャツなどを考えます。パリッとした感じではなく、柔らかくて気持ちいい感じの素材を選びます。

●ロッカーの鍵はできれば身に付けたくないので、本当はよくないけど、タオルに包んで隠して、浴室入口周辺に置いておいたりしています。

●サウナ室では、一番上ではなく、ちょっと下に座ります。上の方が汗をかくのは早いんですけど、日本のサウナは湿度が低くて、熱く痛く汗が出る感じが嫌で。中段の方が、湿度が高めで汗が気持ちよくジュワーって出ます。

Q5. あなたにとってサウナとは？

本来の自分だったり、新しい可能性に会う場所です。
忘れていた本当の自分の感覚に戻れるし、そこに戻った瞬間に新たな可能性を知ることができます。
まだ見ぬ自分の可能性みたいなものがわかる、そんな1時間って他にないですよね。

File: 06 Miyako Sono

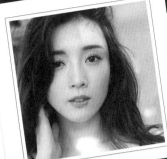

園都
グラビアアイドル、サウナー

SNSのフォロワー数40万人超えの人気グラビアアイドルとして活躍する一方で、近年はサウナ好きでサウナーとしても活動中。グラビアサウナーとしてTVにも出演したり、サウナイベント等にも出演。ロウリュサウナが流行する中、グラビアタレントらしく乳リュサウナを流行させるべく、その魅力を伝えている。

Instagram @miyakosono_official / Twitter @sono_miyako

Q1. 初めてサウナに目覚めた施設（産湯）はどこですか？ きっかけは？

子供の頃から母が家でお風呂に入ってる姿はあまり見たことがなく、毎日サウナに行っていることから、私も地元の銭湯に一緒に行くようになりサウナにハマりました。10分間汗をかいて初めて水風呂に入った瞬間、全身が心地よくとても快感でした。

Q2. 最も好きなサウナ、良く行くサウナはどこですか？

◉ルビーパレス（東京・新宿）
◉テルマー湯（東京・新宿）
どちらもサウナがオートロウリュで半端なく汗をかけます。そして広々していて圧迫感もなく、自分と向き合える絶好の場所です。ととのいスポットも充実しているのでかなりととのいます。
いつもバッグにお風呂セットを入れているので、仕事帰りに現場近くの銭湯をリサーチしてふらっと行ったりもします。

Q3. 必ず持って行くサウナグッズを教えてください。

●**シャンプーやスキンケアのミニボトル**
乾燥しないようにヘアーオイルや保湿クリームは必需品です。

Q4. なんのためにサウナに入っていますか？

グラビアで水着になることが多いため、自分の体と向き合うためだったり、
汗を出すことでお肌のコンディションも上がるからです。サウナに入ると、
嫌なこともまぁいいかと汗と一緒に流れて頭がクリアになります。

Q5. サウナに入る時のこだわりポイントを教えてください。

サウナに入る前はたくさん水を飲むようにしています。最初に全身洗ってか
らゆっくりサウナタイムを過ごすようにしています。基本的に3〜5セットか
な。サウナ室ではベンチの高さで温度が変わるので、いろんな場所に座って
熱を感じるのが好きです。入った時間を見忘れた時は、先に入ってた人より
先に出ないこと！と自分ルールを作って1人で盛り上がったりしてます。

Q6. アフターサウナを教えてください。

帰宅後、真っ先にアイスクリームを食べます。デトックスした後のアイスは
熱った体にしみるんです。サウナ仲間と一緒の時は、ハイボールと餃子が多
いですね。サウナ上がりはワイルドに！

Q7. あなたにとってサウナとは？

私にとってサウナは心のデトックス！ 身も心も裸になって汗と水で多幸感に
包まれる…1日の終わりに真っ先に駆け込む、とても大切な場所と時間です。
今後はまだ知らない世界のサウナを体験してみたいです。
皆様、良きサウナライフを！

File: 07 Miki Tokairin

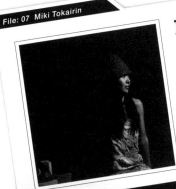

東海林美紀
フォトグラファー

フォトグラファー。世界のサウナを巡っている。サウナマスターのトレーニングをリトアニアとエストニアで受け、これまで日本、フィンランド、イギリス、台湾などでウィスキングを中心としたサウナトリートメントを行ってきた。世界各地のサウナカルチャーを追ったアメリカのドキュメンタリー「Perfect Sweat」の日本編では、共同ホストを務める。

Q1. 初めてサウナに目覚めた施設 (産湯) はどこですか?　きっかけは?

はじめて訪れたフィンランド (冬のクーサモ)。サウナルームのシンプルで美しいデザインと木の香り、ロウリュとサウナストーブの火の燃える音、サウナの窓から見える森の景色、透き通った空気と凍った湖、サウナの合間に暖炉の前で過ごす時間。サウナの心地よさと、すべてに感動しました。

Q2. 最も好きなサウナ、良く行くサウナはどこですか?

●**湖畔の森のサウナ**　森に入ってキノコやベリー摘みをして、薪を割って、サウナストーブに火をつけて、サウナに入って、ウィスキングをして、湖で泳いで、水から上がって横になって、焚き火で何かを焼いて食べる……。これが森の中での特別なサウナ体験です。

Q3. 必ず持って行くサウナグッズを教えてください。

●**サウナハットとバスタオル**　温度が高いサウナや、バーニャのように温度も湿度も高いサウナでは、サウナハットをかぶるか大きめのタオルで頭を熱から守ると、髪も傷まず、長い間サウナに入っていられます。

Q4. なんのためにサウナに入っていますか？

自然を感じるため。サウナは自然の要素がつまった森のようなもので、都会の中にあっても、どこにいても自然を感じることのできる場所。サウナに入るとそれまで使っていなかった感覚がはたらきだして、自分を本来あるべき状態に戻してくれる気がします。身体的にも精神的にも癒しや安心感を与えてくれる場所でもあって、いつでも戻りたいと思う場所です。

Q5. サウナに入る時のこだわりポイントを教えてください。

●**体調と気分に合わせてサウナの入り方を変える**
寝る前やすごく疲れているときは、横になりながらゆっくりサウナに入って、水風呂には入らずに外気浴だけ行います。リフレッシュしたいときには、少しずつ体を温めてサウナの温度を上げていって、水風呂に入ってから、外気浴で横になります。

●**常温の水をたくさん飲む**
汗をたくさんかきたいときには、常温の水か炭酸水、またはぬるいお湯を飲むと、冷たいものよりもたくさん飲めるので、汗を多くかける気がします。

Q6. アフターサウナを教えてください。

サウナの後に特に決まってやることはないのですが、簡単なストレッチをして、あまり重くないものを食べることが多いです。あとは、あたたかい場所で過ごします。

Q7. あなたにとってサウナとは？

自然と一体化すること。自分も自然の一部なんだと気付くことで、リセットされる気がします。

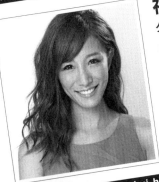

File: 08 Hitomi Fukui

福井仁美
タレント、モデル、サロンオーナー

早稲田大学第一文学部を卒業後、スポーツキャスターやモデルとしてカリスマ女子大生として話題に。2008年より「王様のブランチ」にてリポーターを務め、高いリポーター力を発揮し、2015年まで約8年間レギュラーに抜擢。GoProのオフィシャルメンバーとして世界中を旅し、日本のサウナ、世界のサウナを楽しむ女子サウナーでもある。フィンランド公式サウナアンバサダーも務める。

https://www.tp-e.jp/fukui-hitomi/

Q1. 初めてサウナに目覚めた施設 (産湯) はどこですか？ きっかけは？

韓国旅行に行った時、思いの外、極寒で全身冷え切ってしまって、それまで苦手だったサウナでとにかくまず体を温めなければ、と入った時の街のサウナ。ドアを開けて座った瞬間の生き返った感と、入り終わって外にまた出た時の冷たい風の気持ちよさがもう幸せすぎて……そこからいきなりやみつきになりました。

Q2. 最も好きなサウナ、良く行くサウナはどこですか？

◉THERMAL SPA S.WAVE (神奈川・大磯)
富士山が見えるサウナや、高温本格サウナなどなど、とにかくいろんなサウナがあって楽しめる。外気浴は、オーシャンフロントで絶景！ 浴びると全身が良い香りに包まれるアロマシャワーまであります！ ドライヤーやアメニティも良いものが揃っていて、男女で行けるところもなかなかないのでサウナー同士のデートにもおすすめ！
1番好きなサウナは、フィンランドのスモークサウナ。ヘルシンキ だとLöylyや、Kuusi Järviなどなど。

Q3. 必ず持って行くサウナグッズを教えてください。

●**フェイスパック**　サウナは汗をかいて、毛穴も開くので、お気に入りのフェイスパックタイムはサウナ後の楽しみ。普段のパックより断然浸透するのでお肌ピカピカになります！

●**アイマスク**　人が少ない落ち着いたサウナでアイマスクをして、自分の体からじんわり汗が出る感じに集中したり、仕事のアイディアを考えるために使います！

Q4. なんのためにサウナに入っていますか？

日々のサウナルーティンは、とにかく美容とデトックス！　もともと冷え性だったので、朝サウナに必ず入って全身をぽっかぽかに血を巡らせ、むくみも取れる、毛穴も綺麗になる、お肌ツルツルに仕上げて全身保湿して1日がはじまります！

Q5. サウナに入る時のこだわりポイントを教えてください。

●水風呂に入る前は、必ずできるかぎり熱いお湯で汗を流す。→水風呂に一気に入る時に冷たさを味わいたいため。

●濡れタオルを持ち込む。→汗が出るまで時間がかかる時、ドライサウナだと乾燥が気になるので、髪の毛や顔に濡れタオルを乗せながら保湿しています。

Q6. アフターサウナを教えてください。

アフターサウナは、朝の場合はそのあとにビタミンをたくさん取るように。夜の場合は、ビールが至福の時間です！　ととのいきったあとの、フェイスパックしながらビールは、決して男性には見せられない、女子サウナーならではの密かな楽しみです（笑）。

Q7. あなたにとってサウナとは？

裸の楽園！　気持ちいい楽しいパラダイス！　サウナがあると全てのことをリセットできる。仕事もプライベートもオンオフの場。更に、サウナは旅の楽しさを倍増させてくれる。今までは、旅行先にサウナがあれば入る、くらいでしたが、最近はサウナのためにその土地に行くことがとても増えました。新しい発見や出会い、その土地のサウナ文化が様々で、本当に視野が広がってます！　サウナのおかげで人生が何倍も豊かになっています！

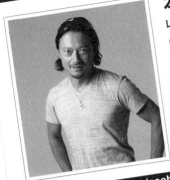

File: 09 Naoyuki Honda

本田直之

レバレッジコンサルティング株式会社代表取締役

日米のベンチャー企業への投資育成事業を行いながら、年の5ヶ月をハワイ、3ヶ月を東京、2ヶ月を日本の他地域、2ヶ月をヨーロッパを中心にオセアニア・アジア等の国々を旅し、仕事と遊びの垣根のないライフスタイルを送る。これまで訪れた国は61ヶ国211都市を超える。「人生を変えるサウナ術」など著書は累計300万部を突破し、韓国・台湾・香港・中国・タイで翻訳版も発売。

https://instagram.com/naohawaii

Q1. 初めてサウナに目覚めた施設（産湯）はどこですか？ きっかけは？

●グランサイズ青山（東京・渋谷）

20年近く通ってるジムであるグランサイズ青山のサウナ。
いつも空いており、テレビもなく静かなため、上場準備中の忙しい中、よく考え事や瞑想をする場所でもあり、今も最も通ってるサウナ。

Q2. 最も好きなサウナ、良く行くサウナはどこですか？

●御船山楽園ホテル らかんの湯（佐賀・武雄）

最も好きな旅館の1つである竹林亭と同系列であり、季節ごとに表情を変える素晴らしい庭園の御船山楽園内に位置する、サウナシュラン1位にも輝いた日本で1番好きなサウナ。自然と融合したミニマルなデザインにセルフロウリュができるサウナと完璧な水風呂と外気浴スペース。さらにアップグレードされるようで、これからも楽しみなサウナ。

Q3. 必ず持って行くサウナグッズを教えてください。

何も持っていかない。
極力シンプルに。
着替えが楽な服装。

Q4. なんのためにサウナに入っていますか?

カラダとアタマをととのえるため。

Q5. サウナに入る時のこだわりポイントを教えてください。

グルシン好きなので、日本全国の10℃以下の水風呂を探してしまいます。
これを書いている今もフィンランドのルカで凍った湖にダイブしてきました
(笑)

Q6. アフターサウナを教えてください。

アフターサウナは、近くの美味しいものをセットにすることが多いです。
例えばかるまるの後はうなぎのかぶととか。

Q7. あなたにとってサウナとは?

サウナは生きるために必要不可欠なもの。

File: 10 Tatsuya Maki

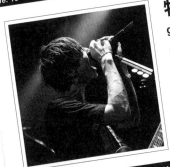

牧達弥
go!go!vanillas

牧達弥(vo/g)、長谷川プリティ敬祐(ba)、ジェットセイヤ(dr)、柳沢進太郎(g)の4人からなる新世代ロックンロール・バンド、go!go!vanillasのフロントマン。さまざまなジャンルを呑み込んだオリジナリティ豊かな楽曲で聴く人を魅了し、ライヴでは強烈なグルーヴを生み出す。音楽ルーツへのリスペクトにとどまらず、常に変化・革新をし続けている。

go!go!vanillas: https://gogovanillas.com/

Q1. 初めてサウナに目覚めた施設(産湯)はどこですか? きっかけは?

全国ツアーで福井に訪れた際、疲れを癒しにスタッフとスーパー銭湯に行ったところ温冷浴式のサウナを教わり、露天風呂の横で椅子に座り外気浴をした瞬間、世界がLove&Peaceに変わりました。

Q2. 最も好きなサウナ、良く行くサウナはどこですか?

◉ウェルビー福岡(福岡・博多)
地元が九州で、ライブの際に行きましたが、ここは利用するサウナーのマナーがとても良くて感動しました。大好きなケロサウナもあるし、ここの水風呂は九州男児であることを思い出させてくれるくらい刺激的なシャリキン5℃です。

Q3. 必ず持って行くサウナグッズを教えてください。

◉固形石鹸 常設されてる石鹸は刺激が強いものも多いので、サウナに入る際は家から牛乳石鹸かミューズを持って行きます。どこでも売っていて肌にもフラットなのでサウナ後も良い感じ。
◉OOFOSのサンダル サウナ後は極力ストレスフリーでいたいので靴下も脱いでサンダルで帰ります。特にOOFOSはめちゃ気持ちいいのでお勧めです。

Q4. なんのためにサウナに入っていますか?

作曲やライブが過密になると、考えることも多くなりモヤモヤや不安、疲れ
が溜まります。サウナに入るとその状態から本来の自分にリセットできるから
らです。積み重ねた経験はとても大切ですが、そこで一度自分に還って整
理をしなければ誤った自分になりかねない。だから自分らしくいるためサウ
ナに入ります。まぁとは言え、純粋に気持ち良いのが一番の理由ですね。

Q5. サウナに入る時のこだわりポイントを教えてください。

◉水気を取る
これはととのえ親方から教わった事ですが、サウナ前そして水風呂後は必ず
持っているハンドタオルを固く絞って、身体中の水滴を全て拭き取ります。
特に水風呂後はその水風呂の冷たい水をタオルにかけて、冷やしタオルで
拭きます。
拭くと拭かないではプロミュージシャンとサークルの軽音部くらい違うので
絶対拭いた方が良いです。

Q6. アフターサウナを教えてください。

オロポを飲みながら下半身のストレッチをします。
足取りがさらに軽くなり帰り道も楽しくなります。

Q7. あなたにとってサウナとは?

サウナはタイムマシーン。入れば入るほど。ハマればハマるほど。本当の自
分に出逢えます。これまで培ってきた自分を「ステップアップしてきた!」と
思っていてもサウナに入ると、真夏の午後に暑さも忘れ、友達と蝉を探した
あの頃のような好奇心と情熱が一番大切だと思い出させてくれるからです。
心のコアを温めてくれるサウナと共に、自分の愛する音楽をこれからも作り
続けます。

File: 11 Misaki

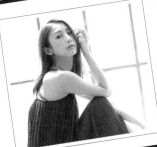

美咲
モデル・女子サウナー

モデル活動をしながらミスユニバース日本大会3位、
モデルコレクショングランプリ受賞。
「しきじ」でサウナに出会い、フィンランドで本場のサウ
ナに触れた日々が忘れられず、今では自宅にサウナを
作るほどのサウナ愛好家に。365日、サウナライフを
楽しんでいる。

instagram: @misaki_saunner

Q1. 初めてサウナに目覚めた施設 (産湯) はどこですか？ きっかけは？

●**サウナしきじ(静岡・敷地)**　サウナの聖地「しきじ」がサウナデビューです。
人の顔ってこんなにピカピカになるんだ……と感動したのを覚えてます。
その足で地元で有名なレストラン「さわやか」に向かい、げんこつハンバーグ
とビールが胃に染み渡った瞬間、ここは天国なんだと思いました。

Q2. 最も好きなサウナ、良く行くサウナはどこですか？

●**アダムアンドイブ/adam・eve (東京・西麻布)**　アカスリの本気度が好き
で月1でアカスリをしてもらっています。他のサウナと違って周囲の話し声も
テレビの音も無く、氷水を持ち込んで飲んでいたり、フェイスローラーでひたす
ら浮腫ケアをしていたり、正座をして頭からタオルをかぶっていたり、各々が
好きな体勢で好きな美容グッズを持って楽しんでいる空間が好きなんです。

Q3. 必ず持って行くサウナグッズを教えてください。

●**折り畳めるサウナマット** (タオルを1枚無駄にしてしまうので)
●**メイク落とし** (女性がまず最初に綺麗さっぱりしたいのは顔なんです！)
●**下着** (せっかくととのっても下着の替えがないと元も子もないので)
●**アウトバス用トリートメント** (サウナ中の髪の傷み防止にもサウナ後のヘアケアにも必須)
●**マスク** (サウナ後にはメイクしないので乾燥防止と外気の埃などから肌を守るため)

Q4. なんのためにサウナに入っていますか？

ご飯が美味しくなる、ストレス解消！！
そして、もれなく肌コンディションも「ととのう」からいつも万々歳です。

Q5. サウナに入る時のこだわりポイントを教えてください。

●荷物は少なく（普段から荷物は少ないので、サウナに行くからと行って荷物が増えると移動中の足取りが重くなってしまうので）
●サウナ室では体育座り（ついつい足を組んでしまう癖があるので、せめてサウナ室では身体が歪まない体勢でいたいんです）
●雨や雪の時は躊躇なく外気浴（特に屋根のない場所で雪や雨に打たれながらの外気浴は最高です）
●水分補給のあとにビタミンを飲む（肌だけでなく内臓も吸収が良くなっているので「Lypo-C」という液状のビタミンをジュースに混ぜて飲んでます）

Q6. アフターサウナを教えてください。

基本的にサウナ後はメイクをしないです。メイクをしなくていいように昼間行くなら何の予定もない日に、そうでなかったら1日の終わりにサウナ入ってあとは寝るだけ。「帰ったらあとは寝るだけ」の状態にすることが私にとっては重要で、例えば顔や身体の保湿、食事を済ませて帰る。サウナ後に完璧な保湿をしてサウナ飯を食べる！　できれば家も掃除してから家を出て帰宅後には何もしない！　「帰ったら寝るだけ」と思いながら、ととのって帰宅するのが私にとっての最高の幸せです。

Q7. あなたにとってサウナとは？

全身美容。額から足まで皮膚という皮膚全ての肌感が良くなるのはもちろんのこと、サウナのおかげで寝付きが良くなる→クマや肌荒れの改善→メイクが薄くなる→肌への負担がなくなる。女性にとっては1万円の美容液を使うよりも効率が良くて効果も得られる美容法だと思います。それに加えて冷え性も不眠気味の体質も改善されて、健康そのものです。

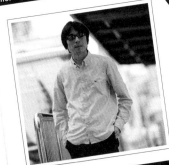

File: 12 YO-KING

YO-KING / ミュージシャン

1989年大学在学中、音楽サークルの後輩桜井秀俊と真心ブラザーズを結成。バラエティ番組内の歌合戦にて10週連続を勝ち抜き、同年9月にメジャー・デビュー。「どか〜ん」「サマーヌード」「拝啓、ジョン・レノン」など、数々の名曲を世に送り出す。2014年自身のレーベルDo Thing Recordingsを設立。昨年、デビュー30周年を迎え、益々勢力的な活動を展開している。

真心ブラザーズ: https://www.magokorobros.com/

Q1. 初めてサウナに目覚めた施設（産湯）はどこですか？ きっかけは？

覚えてない。
お風呂の施設に行くと、すべてを体験したがる子どもで、その過程で、目覚めたのだと思う。
さらに幼少のころは、家の風呂でわざと長湯して、フラフラする状態を面白がってた記憶もある。

Q2. 最も好きなサウナ、良く行くサウナはどこですか？

●湯らっくす（熊本）
最近はすっかり、ととのイプスだったが、久しぶりに、ここできた。
ととのわなくてもいいんだけど、きたらきたで、やはり嬉しかった。

Q3. 必ず持って行くサウナグッズを教えてください。

手ぶらが好きなので、特にない。

Q4. なんのためにサウナに入っていますか?

気持ちいいから。
清潔になるため。
カラダと心をゆるめるため。

Q5. サウナに入る時のこだわりポイントを教えてください。

無理をしないこと。
その時の自分と素直に向き合って、体調をクールに判断して、それに合わせて入る。
あー とか うー とか、口から出るなら、出す。止めないこと。

Q6. アフターサウナを教えてください。

とくにこだわりない。
水をしっかり飲むくらい。
サウナ3セット後に、湯船でだらっとするのが好き。

Q7. あなたにとってサウナとは?

日常。
暮らしの中の楽しい時間。
友と行くときは、より遊びになる。
考えてたら、サウナ行きたくなってきた。

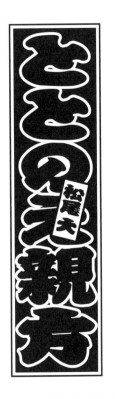

ととのえ親方が選ぶ

絶対に行くべき
"ととのう"
ベスト37
サウナ

日本国内にあるサウナの中から、「ととのうサウナ」を厳選。
TTNEで毎年発表しているサウナランキング「サウナシュラン（69P参照）」の総合的な評価とはまたちょっと違う、「このサウナ、すごくととのっちゃうんだよね〜」という、完全なる僕の独断と偏見でセレクトしました。

書き出してみると、あっという間に100施設以上になってしまったので、泣く泣くカットを重ね、ここでは「サウナ」にちなんで"37"のサウナをご紹介します！

サ旅や出張の参考に、ぜひ。

さぁ、日本全国で至福のサウナライフを。
HAVE A NICE SAUNA TRIP!!

※掲載情報は2020年3月時点のものです。最新情報は各施設にご確認ください。
※サウナシュラン(2018、2019)に入っているサウナは、あえてここでは紹介しませんでした。
70Pにあるリストやサウナシュランサイトをご覧ください。

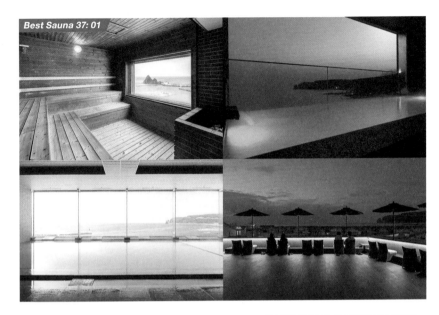

北海道・ウトロ

北こぶし知床
ホテル＆リゾート

眺望は世界遺産
流氷を眺めながら、ととのいの境地へ

大きな窓があるサウナ室。眼下には、世界自然遺産の知床の大自然が広がる。連なる山々と雄大なオホーツク海。海原はるかを行き交う漁船や観光船、そして冬場は水平線の彼方まで流氷が埋め尽くす。テレビはなく、聞こえるのはほのかなBGMのみ。間違いなく、世界に誇れる超絶景サウナだ。サウナ後に水風呂でクールダウンしたら、ぜひ露天スペースにあるととのい椅子へ。-10℃を下回る環境で外気浴は最高！眼下にはすべるように飛ぶカモメと流氷群。あまみも出まくり。これでととのわないわけがない。

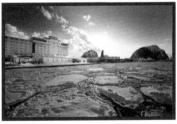

サウナの種類	1種類	入館対象	男性・女性

●営業時間: 日帰り入浴14時〜20時
●定休日: 無休
●料金 (税込):
大人1,500円、小学生500円
幼児無料

■北海道斜里郡斜里町ウトロ東172
■アクセス: 女満別空港より車で約1時間50分
■TEL: 0152-24-2021
■HP: https://www.shiretoko.co.jp/

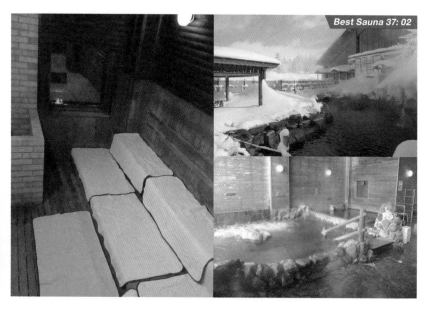

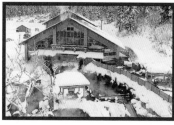

サウナ の種類	1種類	入館 対象	男性・女性

●**営業時間:** 9時〜22時 (入浴時間10時
〜22時・最終入館21時)
●**定休日:** 年中無休 (10月下旬に点検修理
のため5日ほど休館)
●**料金 (税込):** 大人700円、中高生500
円、小学生300円

■北海道空知郡上富良野町吹上温泉
■**アクセス:** JR「上富良野駅」から車で約20
分 (町営バス1日3本運行)
■**TEL:** 0167-45-4126
■**HP:** http://kamifurano-hokkaido.com/

北海道・富良野

吹上温泉保養センター 白銀荘

大自然に囲まれた北の聖地で
パウダースノーにダイブ！

「北の聖地」と呼ばれる白銀荘は、その
名の通り、十勝岳中腹の「白銀の世界」
の中にある。総ヒバ造りのサウナ室に
入れば、清々しい木の香りに包まれる。
テレビはなく、わずかに聞こえるのは水
と風の音。窓からは見事な雪景色が楽
しめる。サウナの隣には、十勝岳の湧き
水をたっぷり使用したキンキンに冷え
た水風呂……が、あえて露天スペース
へGO。そこにはパウダースノーが積
もった斜面が。そう、ここにダイブする
のだ。裸のままでフカフカの雪に飛び込
み、火照った体を瞬間冷却！ 気が遠く
なるような冷たさに包まれながらのと
とのい体験。これが白銀荘の醍醐味だ。

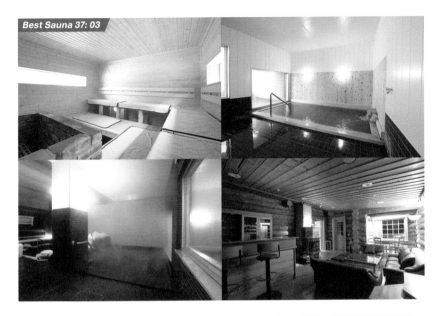

北海道・岩見沢

ログホテル メープルロッジ

北海道の大自然に溶ける カナディアンロッジ

岩見沢市の東部、緑溢れる雄大な森の中にある、カナダのログハウスをモデルにし、カナダ産の丸太をふんだんに使用した山小屋のようなログホテル。檜・御影石・露天風呂の3種の天然温泉に、セルフロウリュができる本格的フィンランド式サウナを完備。サウナ内にはテレビはなく、程よい音量でジャズが流れている。サウナ室の小窓から見える景色（冬場は雪景色！）も、外気浴で眺める星空も最高。水風呂はただの水ではなく冷泉で気持ちいい。日帰り入浴も可能だが、宿泊して大自然にどっぷり溶けるのがオススメ。グランピングテントもあり！

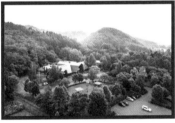

| サウナの種類 | 1種類 | 入館対象 | 男性・女性 |

●**営業時間:** 11 〜 20時（最終受付19時）
●**定休日:** 無休
●**料金（税込）:** 大人 800円、小人 250円 幼児無料

■北海道岩見沢市毛陽町183-2
■**アクセス:** 岩見沢市街より車で約20分、札幌より車で約60分、旭川より車で約90分
■**TEL:** 0126-46-2222
■**HP:** https://www.maplelodge.or.jp/

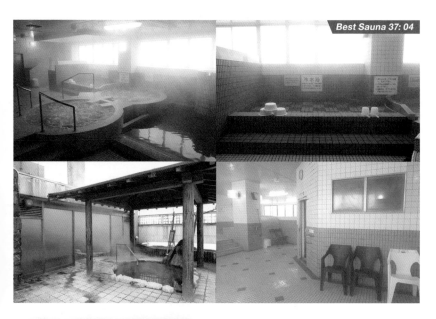

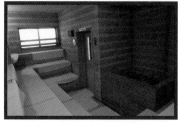

サウナ の種類	1種類

入館 対象	男性・女性

●営業時間: 10時〜 24時　●定休日: 年中無休　●料金(税込): 早割(中学生以上、17時まで)490円、大人(中学生以上)540円、シルバー(65歳以上)450円、学生割引(中学生、高校生限定15時〜21時)440円、こども(3歳〜小学6年生)150円

■北海道札幌市北区屯田7条7-2-6
■アクセス: 地下鉄南北線「麻生駅」から、北海道中央バス「屯田6条12丁目行き」で乗車、「屯田小学校前」で下車。
■TEL: 011-771-9111
■HP: http://acb-tonden.sakura.ne.jp/

北海道・札幌

天然温泉
あしべ(ACB)屯田
屯田の郷にひっそりと佇む ととのえ親方の産湯

僕、ととのえ親方がサウナに目覚めた産湯であり、現在のホームサウナでもあるACB。サウナ室は3段あり、サイズも温度も湿度もすべてがちょうどいい。水風呂は水温も深さも水圧もしっくりくる。もしかしたら僕の体がフィットしまくっているのかも。タオル交換の放送がかかると同時に、常連サウナーたちがF1ピットイン時のタイヤ交換の如く協力し合ってタオル交換する様は圧巻。露天スペースでの外気浴がまたすごく気持ちいい。ちなみに、サウナ横の換気扇付近で休憩すると、時々ミスト混じりの冷気があたって、これまた気持ちいい。

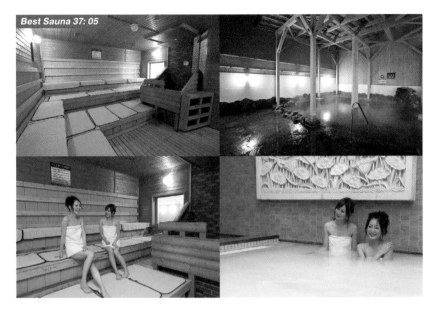

北海道・札幌

ていね温泉 ほのか

札幌NO.1スーパー銭湯
ととのえ親方ランキングで(笑)

札幌スーパー銭湯の中で僕が一番好きな施設。つまり、ととのえ親方の来店頻度が高いサウナだ(笑)。湿度コントロールされた心地よい遠赤サウナ、薬草スチーム塩サウナに加え、4種類の無料岩盤浴、天然温泉露天風呂、人工温泉、シルキーバス、電気風呂など、いろいろ充実している。水風呂と室温12℃のクーリングルームがあるので、交互に利用するのもあり。8,500冊のコミックがある漫画処や、メニュー豊富な食事処もあってアフターサウナも楽しい。サウナ飯は「ほのか冷麺」をキムチなしで頼むのが好き。

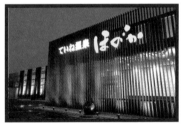

| サウナの種類 | 2種類 | 入館対象 | 男性・女性 |

●**営業時間**: 24時間営業
●**定休日**: 年中無休
●**料金(税込)**: 大人《平日》900円、《土日祝・特別日》1,000円、子供(小学生)《平日》300円、《土日祝・特別日》350円、幼児無料、深夜割増料金あり

■**北海道札幌市手稲区富丘2条3丁目2-1**
■**アクセス**:「手稲駅」「宮の沢駅」から無料送迎バスあり
■**TEL**: 011-683-4126
■**HP**: https://yudokoro-honoka.jp/teine/

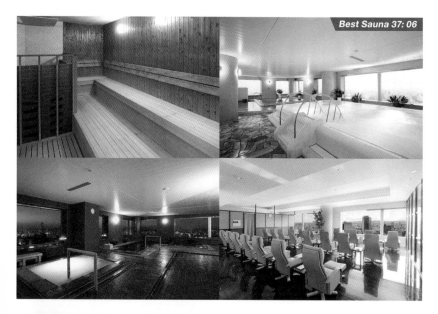

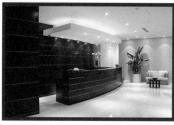

サウナ の種類	2種類	入館 対象	男性・女性

- ●営業時間: 11:00 ～ 23:30 (最終受付 23:00)
- ●定休日: 年中無休
- ●料金 (税込): 入浴料 2,960円 (ご宿泊 場合 1,690円)

■北海道札幌市中央区北5条西2-5 JRタワーホテル日航札幌22階
■**アクセス**: JR「札幌駅」から徒歩3分、地下鉄南北線「さっぽろ駅」から徒歩5分、地下鉄東豊線「さっぽろ駅」徒歩3分
■**TEL**: 011-251-6366
■**HP**: https://www.jrhotels.co.jp/tower/spa/

北海道・札幌

スカイリゾートスパ **プラウブラン**

地上100mからの眺望
落ち着いた大人のための空間

JR札幌駅直結のホテル22階、天然温泉やジェットバス、サウナ、エステ、ヘアサロンなどが充実したリラクゼーション空間。サウナは2種類。約90～100℃に設定されたフィンランドサウナは、落ち着いた照明でテレビもないので心地いい。もうひとつのアロマが香るスチームサウナが僕は大好き。窓から景色を望むことができるし、お客さんがいないときはタオルを振り回して天井の水滴を落とし、熱い天のシャワーを降らせて楽しんでいる。水風呂後は、昼は市街を一望、夜は夜景を眺めながらのととのいタイム。スカイリゾートの名の通り、地上100mからの眺望が最大のポイントだ。

161

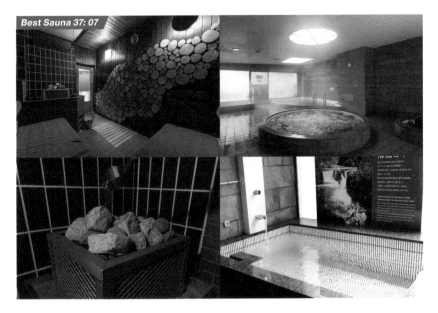

Best Sauna 37: 07

北海道・帯広　森のスパリゾート

北海道ホテル

深いリラックスへと導いてくれる
ウエット＆マイルドなウォーリュサウナ

市街地とは思えないほどのくつろぎを感じる、緑豊かな森に囲まれたホテル。サウナ室内のポテンシャルを最大限発揮するために、壁に施した白樺の切株に温泉をかける「ウォーリュ（ウォール・壁＋ロウリュ）」を実施している。化粧水にも使用される良質の有機酸を多く含んだ「モール温泉」を壁にかければ、ウエット＆マイルドな別次元のサウナ室に生まれ変わり、心地よい白樺の香りが広がり、より深いリラックスへと導いてくれる。セルフロウリュも可能。水風呂は清流札内川の伏流水が使用されていて、なめらかな肌あたりが気持ちいい。

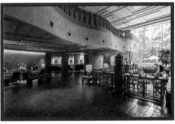

サウナの種類	1種類	入館対象	男性・女性

●営業時間：5時30分〜9時/14時〜21時（宿泊者は24時まで）
●定休日：年中無休
●料金（税込）：大人（午後）1,500円、大人（朝）1,000円、小学生以下500円

■北海道帯広市西7条南19-1
■アクセス：JR「帯広駅」から徒歩15分（車で5分）
■TEL: 0155-21-0001
■HP: https://www.hokkaidohotel.co.jp/

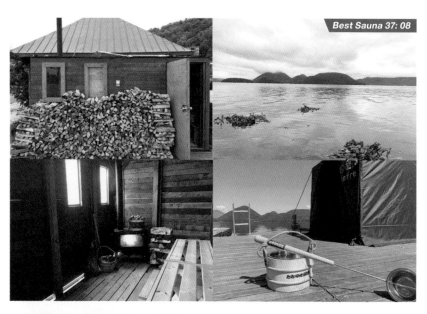

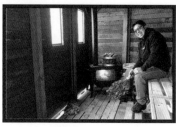

サウナ の種類	**1種類**

入館 対象	**男性・女性**

● 営業時間: 非公開
● 営業日: 気が向いたら
● 料金 (税込): なし

■ 住所: 非公開
■ **アクセス**: 「千歳空港」から車で約1時間30分
■ **TEL**: 非公開
■ **HP**: CORONA WINTER ESCAPE(CM): https://youtu.be/c_uMGONrMJg

北海道・洞爺湖

洞爺湖 TTNE SAUNA
洞爺湖が水風呂
伝説のシークレットサウナ

毎年、北海道で僕たちが開催しているイベント「洞爺湖サウナサミット」。1年目、洞爺湖にかかる桟橋にテントサウナを作ったのがはじまり。そこでサウナ後の水風呂代わりに湖に飛び込むという最高の気持ち良さを味わった。このロケーションがコロナビールのCM撮影に使われて大きな話題に。そして、2年目に製作したのが常設型のロッジサウナだ。セルフロウリュで自分好みの湿度を調整しながら汗を流し、深さ117m、大きさ70k㎡、透明度10mの水風呂にダイブ! その後の大自然の中での外気浴も、もちろん最高。一般にオープンはしていない、コネクションがないと入れない伝説のシークレットサウナ。入りたい人たちは、僕たちTTNEと仲良くなってください (笑)。

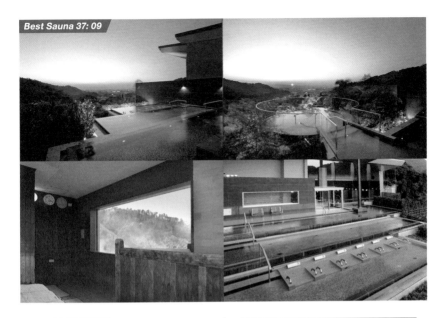

Best Sauna 37: 09

福島・会津若松

ORIX HOTELS & RESORTS
会津・東山温泉 御宿 東鳳

大きく広がる展望
幻想的な寛ぎ空間

標高約300mの高台から城下町を望む温泉宿。会津盆地から遠く越後へ連なる山並みと会津市街を一望する2種類の展望露天風呂が素晴らしい。宿泊者は時間制でどちらも楽しめるが、日帰り入浴では、男性は棚田状の湯船から絶景を臨む「棚雲の湯」、女性は竹林に囲まれ宙に浮かぶ「宙の湯」の利用となる。棚雲の湯には大きな窓があるドライサウナがあり、昼は山々と街並みを、夜は満天の星空を楽しむことができる。深めの水風呂でクールダウンしたら、サウナ前に置かれた椅子に座って、絶景に溶けながらの外気浴……これがまた贅沢で、たまらない。

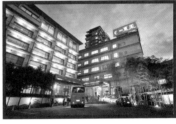

サウナの種類	2種類	入館対象	男性・女性

●**営業時間**：日帰り入浴12時30分〜20時
●**定休日**：年中無休 ●**料金(税込)**：《平日》
大人(中学生以上) 1,000円、子供(4歳〜小学生) 500円、《土・日・祝祭日、GW、お盆、年末年始》大人(中学生以上) 1,500円、子供(4歳〜小学生) 800円、3歳以下無料

■福島県会津若松市東山町大字石山字院内706
■**アクセス**：JR「会津若松駅」から車で約15分、会津若松ICから車で約15分
■**TEL**：0242-26-4141
■**HP**：https://www.onyado-toho.co.jp/

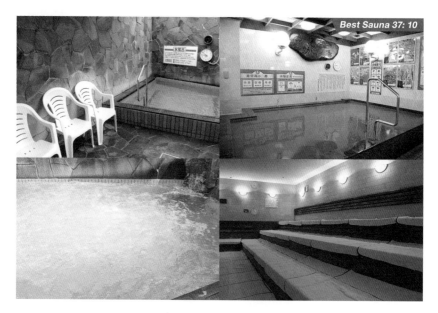

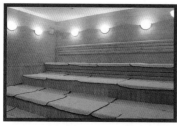

サウナ の種類	**1種類** (女性はミストサウナも)

入館 対象	**男性・女性**

●**営業時間**: 24時間営業(入浴は10時〜翌8時まで) ●**定休日**: 年中無休 ●**料金(税込)**: 一般1,500円、会員1,300円、小学生500円、幼児無料、ナイトタイム(26時〜翌9時)1,500円、朝風呂タイム(4時〜9時)650円、深夜加算料金あり

■埼玉県草加市北谷2-23-23
■**アクセス**: 東武伊勢崎線「草加駅」西口/「松原団地駅」西口/「蒲生駅」西口/「竹ノ塚駅」東口/「新越谷駅」西口から無料送迎バスあり
■**TEL**: 048-941-2619
■**HP**: http://www.yunoizumi.com/souka/

湯乃泉 草加健康センター

いろいろクセになる
9種のお風呂と熱波三昧

ここはいろいろすごい。まず9種類のお風呂。特に好きなのは、8種の生薬を配合した効仙薬湯。入るとあそこがピリピリする。サウナーたちは「チンピリ」と呼んでいる。そして、高温多湿の大きく広いサウナ。すごいのはアウフグース(ロウリュ)だ。セルフロウリュはもちろん、照明を落として行う「静寂ロウリュ」や早朝に大量の氷と団扇を使う「暁のロウリュ」など。最もやばいのがブロワー(送風機)で風速80mの爆風を送る「爆風ロウリュ」。もう熱波というか火炎放射器!? さらに水風呂もすごい。地下水掛け流しで15℃。さらにバイブラ付きで羽衣はがし。とにかくいろいろクセになる(笑)。

165

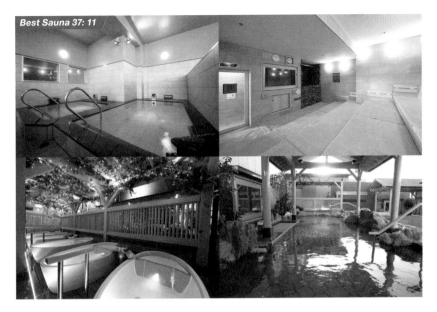

東京・久留米

スパジアムジャポン
SPAJAPO

炭酸水風呂の刺激がやみつき！
日本最大級スーパー銭湯

15種類のお風呂と2種類のサウナがある、5階建ての超大型の施設。自動ロウリュでスチームを噴出させる「蒸気サウナ」と肌がツルツルになる「塩サウナ」がある。水風呂も2種類。名水百選の湧水を使用した水風呂と高濃度炭酸を溶け込ませた「炭酸水風呂（男湯のみ）」、どちらも素晴らしい。特にキ●玉が取れちゃいそうなほどの炭酸水風呂の刺激が僕は大好き。

飲食コーナーには4店舗が連なるフードコートとレストランがあり、アフターサウナも最高！

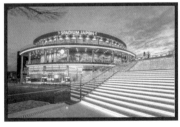

| サウナの種類 | 2種類 | 入館対象 | 男性・女性 |

●**営業時間**: 平日9時～25時、土日祝日8時～25時（金土祝前日は26時まで） ●**定休日**: 年中無休 ●**料金（税込）**: 大人【月～木、金・祝前日（平日）】750円、【土・祝前日（平日）、日・祝日】850円、小学生350円、幼児100円、3歳以下無料

■東京都東久留米市上の原2-7-7
■**アクセス**: 西武池袋線「東久留米駅」東口バス停から西武バスで7分、「東久留米団地」下車すぐ
■**TEL**: 042-473-2828
■**HP**: https://spajapo.com/

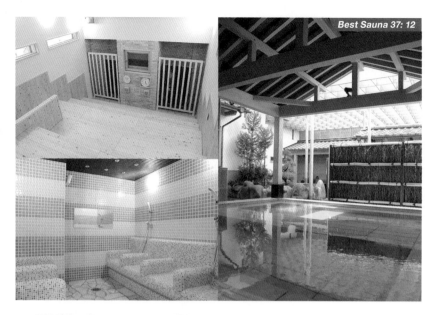

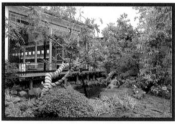

東京・駒込

東京染井温泉

Sakura

本当は教えたくない。和風庭園もある都会のオアシス

サウナの種類	男性1 女性2	入館対象	男性・女性

- ●営業時間：10時〜23時
- ●定休日：年中無休
- ●料金（税込）：大人1,320円、子供（3歳以上小学生まで）770円

■東京都豊島区駒込5-4-24
■**アクセス：** JR・都営三田線「巣鴨駅」から徒歩6〜8分、JR・東京メトロ「駒込駅」から徒歩10分
■**TEL:** 03-5907-5566
■**HP:** http://www.sakura-2005.com/

ソメイヨシノの発祥の地として知られる場所にあり、趣のある老舗旅館のような美しい佇まいの温浴施設。

迫力がある7段スタジアムサウナは、オートロウリュで湿度はバッチリ。広い水風呂の水深は100㎝あり、しっかり浸かることができる。外気浴は、開放感ある露天スペースで、空を見上げながら。風もよく入ってくるのでとても心地いい。

清潔感も抜群で、岩盤浴やミストサウナ（女性のみ）、エステやヘアサロンも完備しているので女性にオススメ。

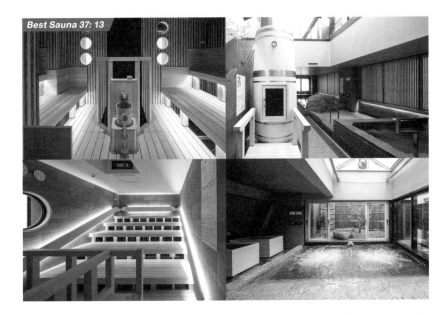

Sauna
& Hotel **かるまる 池袋**

独創的な4種のサウナと水風呂 こだわりが詰まった極上施設

サウナ好きのサウナ好きによるサウナ好きのための極上施設。サウナは、世界最高級の銘石・庵治石を使用したダイナミックな「岩サウナ」、セリフロウリュもできる本格フィンランド式「ケロサウナ」、薬草を使った蒸気が立ち込める中に立ったまま入る「蒸サウナ」、薪ストーブを使ってたき火感覚が楽しめる「薪サウナ」の4種。水風呂は、超低温水風呂を4方向からの水流でかき混ぜる「サンダートルネード」をはじめ、14℃、25℃、33℃の水風呂が用意されている。食事、休憩、コワーキングスペースも充実しているので、じっくり籠もれる……っていうかもう住みたい！（笑）

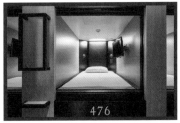

サウナの種類	4種類	入館対象	男性専用

- ●**営業時間:** 11時30分〜翌10時（浴場利用は翌9時まで）
- ●**定休日:** 年中無休
- ●**料金（税込）:** 一般2,980円、会員2,480円、60分コース1,480円、早朝（4時〜9時）1,980円、深夜割増料金あり

■東京都豊島区池袋2-7-7 6階
■**アクセス:** JR山手線・東京メトロ「池袋駅」から徒歩30秒
■**TEL:** 03-3986-3726
■**HP:** https://karumaru.jp/ikebukuro/

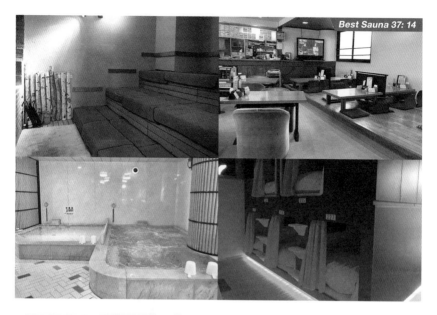

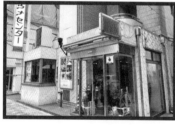

サウナの種類	1種類	入館対象	男性専用

- ●営業時間: 24時間営業
- ●定休日: 年中無休
- ●料金 (税込):
3時間入浴 1,200円 (平日限定)
8時間入浴 1,800円
深夜料金あり

■東京都台東区下谷2-4-7
■**アクセス:** JR「鶯谷駅」から徒歩3分、東京
メトロ日比谷線「入谷駅」から 徒歩3分
■**TEL:** 03-3876-0016
■**HP:** https://sauna-center.jp/

東京・鶯谷

サウナセンター

オーナーのサウナ愛を感じる東京サウナの聖地

40年以上の歴史があるサウナ界のレジェンド。サウナ室のコンディションはいつも安定していて気持ちいいし、アウフグースサービスもある。水風呂横のととのいスペースは、奥の窓から吹いてくる風が気持ちいい。水風呂は真上から照明で照らされていて水面がキラキラ光る。外気浴をしながら見ていると、まるで湖のほとりにいるみたい。水温は15℃を上回らないように調整されているし、水は井戸水で水質もバッチリ。カプセルユニットも導入されているので、ととのった後でそのまま宿泊も可能。サウナ飯「生姜焼き定食」もお忘れなく!

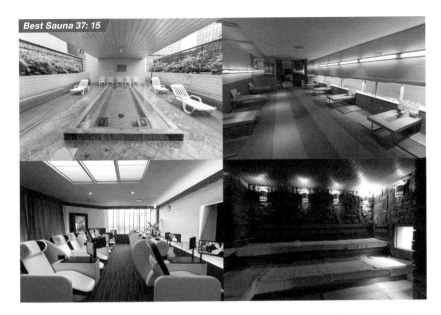

東京・上野

サウナ&カプセルホテル **北欧**

空の見えるととのいスペース
都会で感じる非日常

ドラマ『サ道』のメインロケ地としてもお馴染みのサウナ&カプセルホテル。ドラマにも出てくるあの気持ちよさそうな外気浴シーンこそが、北欧最大の魅力、ビル7階にある「空の見える大露天風呂」とその横のととのいスペース。雨の日には雨があたり、風の日には風を感じ、雪の日には雪が積もる……リクライニングチェアに寝そべり、空を眺めながら自然を感じる爽快感は格別! 100℃オーバーのガツンとくる高温サウナと、キリッと冷えた水風呂も申し分ない。アフターサウナは、やっぱり名物の「北欧特製カレーライス」は外せない。北欧感はまったく感じないほっこりするカレーだ(笑)。

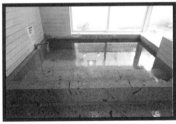

サウナ の種類	1種類	入館 対象	男性専用

● **営業時間**: 24時間営業(4時〜5時は清掃のため入浴不可)
● **定休日**: 年中無休
● **料金(税込)**: 3時間コース【通常】1,400円【休前日・土日祝・特定日】1,600円、12時間コース【通常】2,200円【休前日・土日祝・特定日】2,400円、深夜割増料金あり

■東京都台東区上野7-2-16
■**アクセス**: JR「上野駅」から徒歩1分
■**TEL**: 03-3845-8000
■**HP**: https://www.saunahokuou.com/

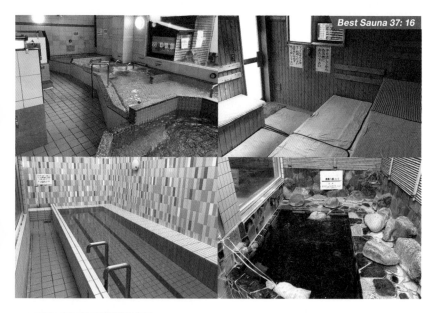

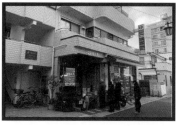

サウナ の種類	**1種類**	入館 対象	**男性・女性**

●**営業時間:** 15時〜24時
●**定休日:** 月曜日(祝日の場合は翌日休)
●**料金 (税込):**
　大人 470円+サウナ料金 500円

■東京都中野区東中野4-9-22
■**アクセス:** JR・都営大江戸線「東中野駅」から徒歩3分
■**TEL:** 03-5330-1126
■**HP:** なし

東京・東中野

アクア東中野

泳ぎながらととのえる
水へのこだわりが詰まった銭湯

11種類ものお風呂を楽しむことができる上に、東京でも珍しい屋外プールがついている銭湯。タトゥーに関しても寛容で、僕のサフレも喜んでいる人が多い。すべての浴槽とシャワーに肌に優しい超軟水を使用していて、しっとりぬるっとした感触が気持ちいい。アクアという名の通り、水へのこだわりがGOOD! 大型で15人ほど入れる遠赤外線サウナは、100℃前後でしっかり熱い(女湯はコンフォートサウナ)。水風呂も超軟水で素晴らしい。15℃設定&バイブラ入りで、キンキンに冷えている。屋外プールで頭までザブンと潜って、泳ぎながらのととのい体験は最高だ。

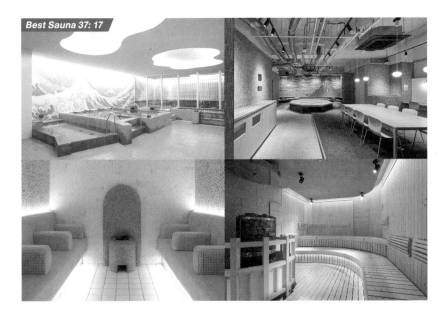

東京・両国

両国湯屋江戸遊

日本ならではの美しさ
進化した江戸スタイル

白銀の大きな暖簾をモチーフにした外観が特徴的で、大浴場に入れば壁一面に広がる富士山の浮世絵が迎えてくれる、実に美しい空間。お風呂も充実していて、寝湯や漢方薬湯の露天風呂、高濃度炭酸湯など6種類が楽しめる。男湯のサウナは2種類。じっくり汗を引き出してくれる温度75℃前後の中温サウナと、温度90℃前後の本格フィンランド式サウナ。スタッフによるロウリュも1日3回開催される。水風呂は、浅いところと深いところの2段階式で、18℃設定だが、体感はもう少し低めでキリッと冷たい。お休み処もワーキング空間も素晴らしく、1日中こもっていたい施設だ。

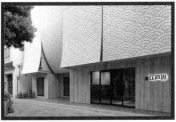

サウナの種類	2種類（男女合わせると3種類）	入館対象	男性・女性

●営業時間: 11時～翌9時
●定休日: 年中無休
●料金 (税込): 大人・通常料金2,750円（会員2,350円）、12歳～17歳・通常料金2,050円、1時間利用料金、深夜料金、朝風呂料金あり

■東京都墨田区亀沢1-5-8
■アクセス: 地下鉄・大江戸線「両国駅」から徒歩1分、JR総武線「両国駅」から徒歩5分
■TEL: 03-3621-2611
■HP: https://www.edoyu.com/ryougoku/

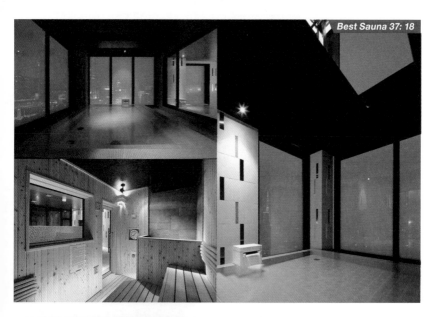

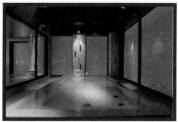

サウナ の種類	**1種類**	入館 対象	**男性・女性**

- ●**営業時間:** 15時〜翌11時(サウナは2時〜6時はご利用いただけません)
- ●**定休日:** 年中無休
- ●**料金(税込):** 無料(ご利用はご宿泊の方のみ)

■東京都港区六本木6-7-11
■**アクセス:** 東京メトロ・都営大江戸線「六本木駅」から徒歩2分
■**TEL:** 03-5413-6950
■**HP:** https://www.candeohotels.com/roppongi/

カンデオホテルズ
東京六本木店

ひとり静かにととのう
六本木に浮かぶ天空のスパ

六本木駅から徒歩わずか2分。東京中心部、最上階(16階)にある東京タワーと六本木ヒルズを望む天空の極上スパ。浴室内は静かにジャズが流れ、排水の音が気にならないように排水口にまでこだわりを持っているクオリティ。そこはまさに、静寂を纏う大人のためのラグジュアリースポットだ。テレビのないサウナでじっくり汗を流し、水風呂でクールダウンしたら、大都会の空の下、開放感あふれる露天スペースで外気浴。ここでは、いつもよりゆっくり時間が流れる気がする。僕にとって、東京の喧騒に疲れた時、ひとり静かにととのうための特別なサウナだ。

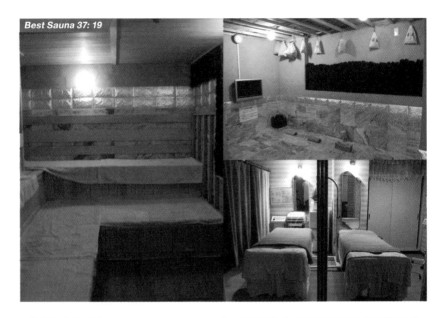

東京・西麻布 adam・eve

アダムアンドイブ

あの人もお忍びで通う
大人の街の高級サウナ

芸能人やスポーツ選手のお忍びサウナ
としても知られている高級サウナ。男性
用の「アダム」にはスタンダードなドライ
サウナとヨモギを使用したスチームサウ
ナ、女性用の「イブ」には岩盤浴もある。
タトゥーOK、サウナパンツ着用OKなど、
日本一ディープで自由なサウナ。浴室
の入り口前のインターホンでドリンクを
注文して、浴室やサウナ室に持ち込むこ
とも可能。オロナミンCとポカリスエッ
トを合わせたサウナー御用達ドリンク
「オロポ」発祥の店でもある。TTNEで
契約ロッカーを借りているほど、サウナ
の質、水風呂の質ともに素晴らしい。

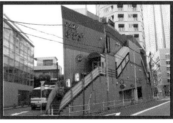

サウナの種類（岩盤浴は女性のみ）	2種類	入館対象	男性・女性

●営業時間: 24時間営業
●定休日: 年中無休
●料金(税込):
通常入浴料(7時間) 3,990円
月曜日・火曜日 2,940円

■東京都港区西麻布3-5-5
■アクセス: 東京メトロ大江戸線「六本木駅」
から徒歩10分
■TEL: 男性(アダム) 03-5474-4487
　　　　女性(イブ) 03-5474-4490
■HP: https://www.adamandeve.biz/

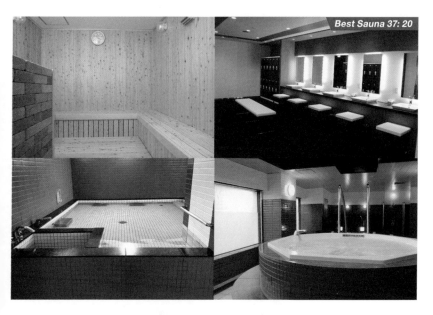

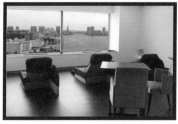

ベイサイドホテル

アジュール竹芝

1人用の水風呂が
ととのうための鍵になる

サウナ の種類	**1種類**	入館 対象	**男性・女性**

●**営業時間:** 15時～23時
●**定休日:** 年中無休(年1回、法定点検日の
ためお休み)
●**料金(税込):** 一般1,050円(宿泊者は
550円)、小学生550円、小学生未満無料

■東京都港区海岸1-11-2
■**アクセス:** 東京臨海新交通ゆりかもめ「竹
芝駅」から徒歩1分、JR山手線・京浜東北線・
モノレール「浜松町駅」から徒歩7分
■**TEL:** 03-3437-2011
■**HP:** http://www.hotel-azur.com/

ホテル18階から絶景展望が広がる天
空の湯。男性と女性の浴室が週替わり
で入れ替わるので、リラクゼーション
ルームの窓からは、海側の雄大なベイ
ビューと、東京タワーから汐留にいたる
シティビュー、2種類の景色を楽しめる。
サウナ室にはテレビはなく、一段のみの
コンパクトサイズ。そして、水風呂は
超コンパクト! 1人用の小さな水風呂
が僕の心を鷲づかみ。小さいからこそ
の専用水風呂感がすごい。冬場の水
温はバッチリ。羽衣作り放題、瞑想し
放題。小さすぎる水風呂は、考えよう
によってはととのいやすいのだ。

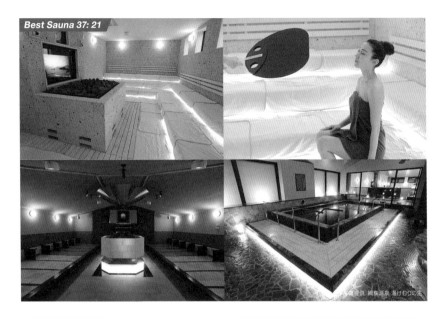

Best Sauna 37: 21

※写真提供：綱島源泉 湯けむりの庄

神奈川・綱島

綱島源泉 湯けむりの庄

黒い冷鉱泉水風呂で
新感覚のクールダウン

12種類の天然温泉、6種類の岩盤浴、お風呂好きに大人気の施設だが、サウナーの間での評価も高い。サウナは2種類。明るい照明&大きめのサウナストーブで優しめの温度設定のフィンランド式サウナと、オートロウリュのあるスチーム塩サウナ。僕が好きなのはここの黒い水風呂。「炭酸水素塩冷鉱泉」かけ流しの贅沢な水風呂で、バイブラでシュワシュワしていて、まるでコーラの中に入っているかのようですごく気持ちいい。外気浴スペースにはデッキチェアがずらりと並んでいて、のんびりととのえる。岩盤浴では米村でんじろう先生監修の空気砲を使ったロウリュもあって楽しい。

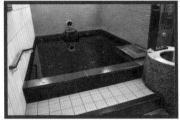

サウナの種類	2種類	入館対象	男性・女性

●**営業時間：** 9時〜24時30分（最終受付24時）
●**定休日：** 年中無休
●**料金（税抜）：** 大人《平日》1,200円、《土日祝・特別日》1,400円、小人（小学生）《平日》900円、《土日祝》1,100円

■神奈川県横浜市港北区樽町3-7-61
■**アクセス：** 東急東横線「綱島駅」から徒歩18分（無料シャトル送迎あり）
■**TEL:** 045-545-4126
■**HP:** https://www.yukemurinosato.com/tsunashima/

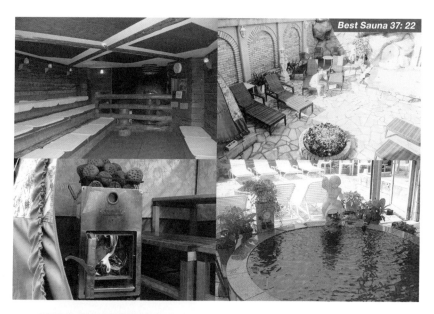

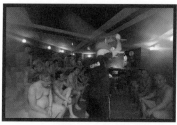

天然温泉 湘南ひらつか **太古の湯**
by GREEN SAUNA

こだわりと愛が詰まった
湘南の本格サウナ

サウナ の種類	**2種類** (テントサウナ含む)	入館 対象	**男性・女性**

●**営業時間:** 6時〜24時(女性は23時まで)
●**定休日:** 年中無休
●**料金(税込):** ゆったりコース(1時間以上)1,650円、立ち寄りコース(1時間まで)1,050円、子供550円、小学生未満は無料、夜間・早朝割引あり

■神奈川県平塚市錦町1-18
■**アクセス:** JR「平塚駅」から徒歩2分
■TEL: 0463-22-1772
■HP: http://www.green-sauna.com/

サウナの本場フィンランドに何度も通っているオーナーの愛が詰まった施設。サウナ室の壁面材に樹齢100年以上の槙の古木の板を使用するこだわり。広々としたサウナ室は、この槙の木の輻射熱のおかげで、フィンランドのサウナのようにまろやかに熱い。毎日1〜2時間おきにアウフグースも行っている。水風呂には、汲み上げた井戸水を使用。ミネラルたっぷりで肌にも優しい。デッキチェアやベンチなど、ととのいスポットもしっかり充実している。さらに露天スペースにはテントサウナも! 3人まで入れるテント式のサウナ内ではセルフロウリュが楽しめ、異次元の熱さが味わえる。

177

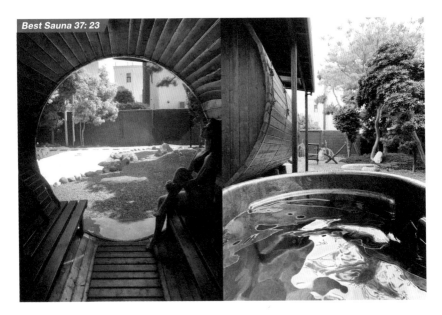

神奈川・鎌倉

ZEN VAGUE
ZEN SAUNA

日本庭園を眺めながら
自分と向き合う

築90年の古民家をリノベーションした、伝統的な和の情緒と最先端のモードが融合した宿泊施設『ZEN VAGUE』にあるTTNEプロデュースのサウナ。日本庭園を見渡せる場所に設置されたバレルサウナ（樽型サウナ）は、まるで宇宙船のよう。半球型のスモーク・レンズが付いているので、庭園を眺めながら開放感あふれるサウナ浴が楽しめる。しかもセルフロウリュも可能！ あの圧倒的なプライベート感は、他には絶対にない。

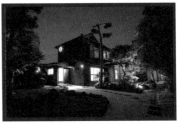

サウナ の種類	1種類	入館 対象	男性・女性

●**営業時間:** 9時〜21時
●**定休日:** 不定休
●**料金 (税込):** 宿泊者サウナ利用料 1,000円、サウナのみ利用料2,000円
※サウナのみ利用希望の場合は、オンラインもしくは電話にてお問い合わせください。

■神奈川県鎌倉市長谷2-7-29
■**アクセス:** 江ノ島電鉄「長谷駅」から徒歩3分
■**TEL:** 0467-81-4405
■**HP:** http://www.zenvague.com

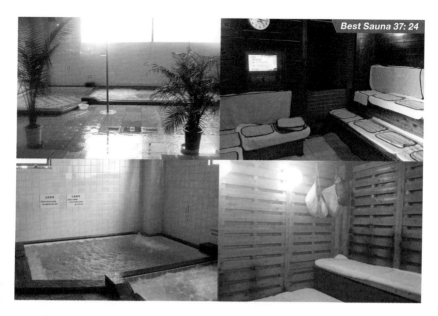

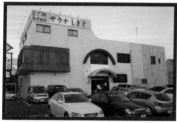

サウナ の種類	2種類	入館 対象	男性・女性

- ●営業時間: 24時間営業
- ●定休日: 年中無休
- ●料金（税込）:【男性】平日1,400円、土日祝日1,600円、【女性】900円、タイムサービス、深夜宿泊料金あり

■静岡県静岡市駿河区敷地2-25-1
■アクセス: 市内バス「登呂コープタウン」下車より徒歩3分、JR「静岡駅」南口から車で約15分
■TEL: 054-237-5537
■HP: http://saunashikiji.jp/

静岡・敷地

サウナしきじ

絶対に巡礼すべき！ サウナの聖地

サウナーなら誰もが知る「サウナの聖地」として親しまれる名店。しっかり熱いフィンランドサウナとスチームで蒸された漢方が香る薬草サウナの2種類がある。聖地として崇められる最大の魅力は、天然水かけ流しの「飲める水風呂」。天井あたりの高さから滝のように豪快に、そして贅沢に注ぐ天然水のクオリティは超極上！ ごくごく飲んじゃう。ペットボトルで水を持ち帰るサウナーも多数。ドラマ『サ道』では、「お母さんの中は、こんな感じだった」と水風呂と羊水が比較表現されていたほど、水との一体感は神がかっている。入れば虜になり、水風呂の概念が間違いなく変わるだろう。

179

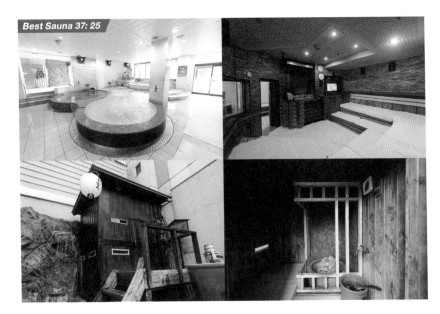

愛知・名古屋

ウェルビー今池

1人用のサウナ室で
己と向き合う瞑想体験

露天風呂がある名古屋のサウナ＆カプセル、ウェルビー今池。サウナの種類は3種類。適度な湿度が心地よいフィンランドサウナでは、アウフグースサービスあり。蒸気が心地よく包んでくれるミストサウナの中には、なんとプールが！体はひんやり、顔は温かい不思議な感覚を体験できる。そしてここの一番のポイントは、露天エリアに二棟ある1人用のサウナ室、日本古来の蒸し風呂体験ができる「からふろ」だ。茶室のような小さな部屋に入ってサウナを独り占め＆セルフロウリュ。自ら奏でた蒸気を浴びながら己と向き合う瞑想体験で、深いととのい状態へトリップ！

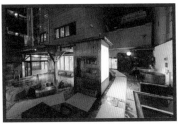

サウナの種類	3種類	入館対象	男性専用

●営業時間：24時間営業
●定休日：年中無休
●料金（税込）：一般料金 2,570円、学割 1,540円、70分 1,540円、早朝 1,030円 会員割引あり、深夜料金あり

■愛知県名古屋市千種区今池5-25-5
■アクセス：地下鉄東山線・桜通線「今池駅」から徒歩5分
■TEL: 052-731-2561
■HP: https://www.wellbe.co.jp/imaike/

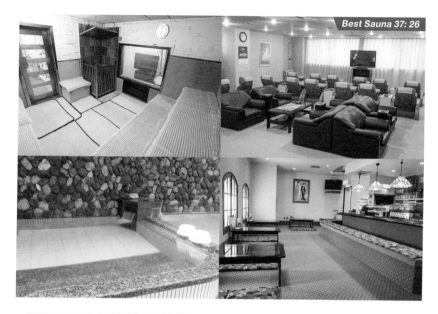

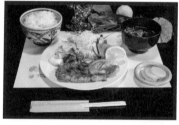

愛知・名古屋

大垣サウナ

水の都のオアシスで半世紀以上の年月に想いを馳せる

サウナの種類	1種類	入館対象	男性専用

- ●**営業時間:** 11時～25時(土曜日のみオールナイト・翌9時まで)
- ●**定休日:** 年中無休
- ●**料金(税込):** 一般料金1,700円、サービスタイム(22時以降)1,100円、朝風呂(日曜日6時～9時)600円

■岐阜県大垣市三塚町1222
■**アクセス:** JR「大垣駅」から車で7分
■**TEL:** 0584-78-4000
■**HP:** なし

俳人・松尾芭蕉の「奥の細道」の旅の終着地であり、地下水が豊富に湧き出ることから「水の都」とも呼ばれている大垣。この地で50年以上ずっと地元の人に愛されてきた岐阜の楽園。サウナ室は110～120℃の高温でガツンと熱い!水風呂は、水の都が誇る天然地下水を汲み上げて、贅沢にガンガンかけ流し。浴槽から常に気持ちいいほど溢れ出している。水温は14℃前後でキンキン。さすがの水質で、切れ味抜群。キリッとした印象でめちゃくちゃ心地よい。豚ロース生姜焼き定食をはじめ、充実したサウナ飯も最高! 年季は感じるが、明るくて清潔で大好きなサウナだ。

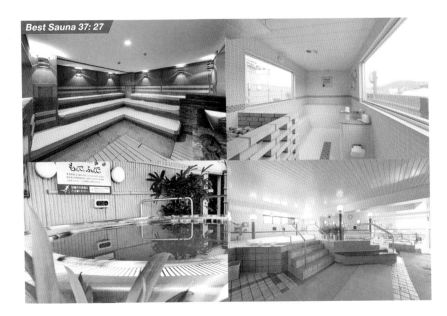

京都・祇園

サウナ&
カプセルホテル **ルーマプラザ**

京都祇園のど真ん中
大きな空の下の極上くつろぎ空間

京都観光もバッチリ！ 祇園のど真ん中にあるサウナ&カプセルホテル。東山の街並みと雄大な山々を一望できる7階の「屋上スカイスパ」スペースには、横になれるデッキチェアがあり、大きな空を見ながらととのうことができる。時折体を撫でてくれる風が最高に気持ちいい。サウナはオートロウリュがあって蒸気が優しいフィンランド式サウナと塩サウナの2種類。水風呂も内風呂に15℃設定のものと露天に20℃設定のものがある。サウナパンツが用意されているが、履いても履かなくてもOK。僕はなるべく何も身に付けたくないから履かないけど、履いている人の方が多いね。

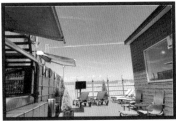

| サウナ
の種類 | **2種類** | 入館
対象 | **男性専用** |

●**営業時間:** 24時間営業
●**定休日:** 年中無休
●**料金 (税込):** レギュラーコース (9時〜23時IN) 2,300円、2時間コース (9時〜翌5時) 2,000円、モーニングコース、ナイトコース、深夜割増料金あり

■京都府京都市東山区祇園町南側575
■**アクセス:** 京阪本線「祇園四条駅」から徒歩4分、京都線「河原町駅」から徒歩7分、JR「京都駅」から約10分
■**TEL:** 075-525-0357
■**HP:** https://www.rumor-plaza.jp/

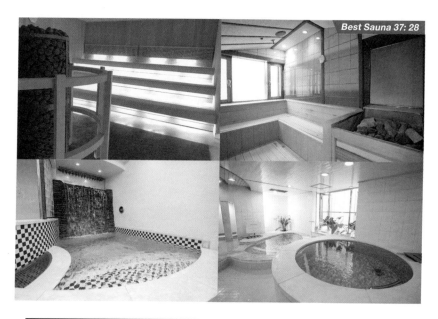

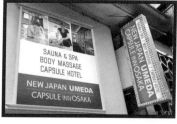

サウナ の種類	4種類	入館 対象	男性専用

●営業時間: 24時間営業 ●定休日: 年末
年始(月曜のみ8:00〜12:00は休業) ●料
金(税込): クイックスパ(1時間)1,300円、
ショートスパ(3時間)1,700円、フリースパ
(12時間)2,100円、深夜割増料金あり

■大阪府大阪市北区堂山町9-5
■アクセス: 市営地下鉄御堂筋線「梅田」・谷
町線「東梅田駅」・JR「大阪駅」・阪急「梅田駅」
から徒歩約10分
■TEL: 06-6312-0610
■HP: http://www.umedasauna-newjap
an.jp/

大阪・梅田

ニュージャパン 梅田店

4フロアに及ぶ巨大施設
4種類のサウナを満喫

4フロアに及ぶ巨大なスパ&サウナ。
B1階は仮眠スペース。1階には高温、
低温、ミストのサウナが3つとプールが
ある。高温サウナでは、30分ごとに
オートロウリュが注がれ、上部の送風装
置から熱波が送られてくる。水風呂は
12〜13℃設定でバイブラもあり、目が
覚めるくらい冷たい。2階スパスペー
スには、スパの後に楽しめる湯上りサウ
ナがあり、さらに3階の露天スペースに
は、ジャグジーと檜風呂、フィンランド
サウナ、樽型水風呂がある。1人で樽
水風呂に浸かって空を眺める開放感は
最高。4フロア、4つのサウナを階段で
行ったり来たり。楽しみ方は無限大だ。

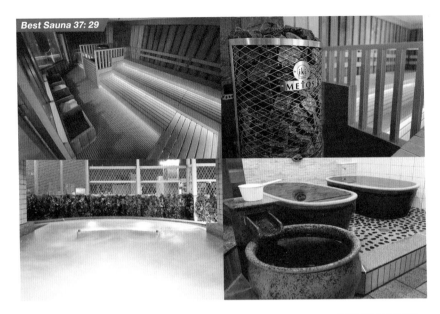

サウナ&カプセル AMZA

大阪の中心で
灼熱の熱波と外気浴を

大阪の繁華街なんばのど真ん中で露天風呂&外気浴が楽しめるサウナ&スパ。サウナは、巨大IKIサウナを導入した高温サウナと、85℃前後にキープされた（オートロウリュ）フィンランドサウナ、スペインのグエル公園をイメージしたスチームサウナの3種類。17℃前後の冷水風呂をはじめ、1人で入れる14℃の寒冷壺風呂、そしてウォーキング可能な流水プールに、冷気シャワー室「ペンギンルーム」と、クールダウンのバリエーションも豊か。灼熱のエンターテイメント、アウフグース（ロウリュ）は毎日8回！最後は露天スペースで外気浴。大阪の街並みを眺めながら「ととのった～♪」。

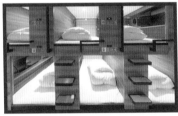

サウナの種類	3種類	入館対象	男性専用

●営業時間：12時～翌10時 ●定休日：年中無休 ●料金（税込）：レギュラーコース2,100円、1時間コース1,100円、早朝コース（5時～10時）1,400円、深夜追加料金（23時以降）600円

■大阪府大阪市中央区千日前2丁目9-17 アムザ1000千日前中央ビル7F
■**アクセス**：地下鉄・近鉄・南海・阪神「なんば」、地下鉄・近鉄「日本橋」駅下車～なんばウォーク（地下街）のB21番出口を上がってすぐ（徒歩約3分）
■**TEL**: 06-6633-1000
■**HP**: https://www.daitoyo.co.jp/spa/amza/

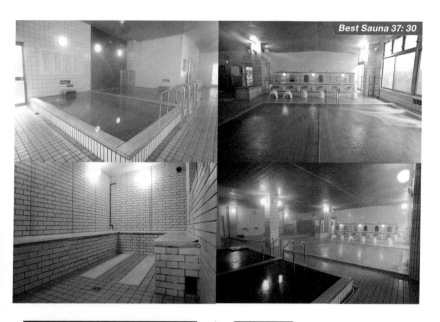

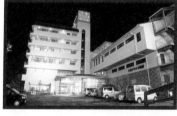

| サウナ
の種類 | **2種類** | 入館
対象 | **男性・女性** |

●営業時間：10時～翌8時 ●定休日：年中無休 ●料金（税込）：大人【一般料金2,400円、ナイター 1,200円】、小人（小学生まで）【一般料金1,000円、ナイター 700円】、朝風呂800円、深夜追加料金あり

■大阪府八尾市八尾木北5-101
■アクセス：JR関西本線「八尾駅」から車で約20分、近鉄大阪線「八尾駅」から車で約10分、近鉄自動車道八尾ICより約10分、JR・近鉄「八尾駅」、「久宝寺駅」から無料送迎バス巡回中
■TEL: 072-994-3591
■HP: http://yaogrand.com/

大阪・八尾

八尾グランドホテル

大阪を代表する
温冷ワンダーランド

深さが1.1mある44℃（冬は46℃になることも）の高温泉と18℃の水風呂が隣り合う「温冷交代浴の聖地」。サウナなしでもととのいの境地に!?　熱いお湯と冷たい水風呂を行き来する大阪を代表するサウナーたちに会えるかも。
サウナは、熱々のドライサウナと、湿度が高いスチームサウナ（お尻がアチチ）の2種類。
大阪随一の広さと深さを誇る水風呂は、水質もまろやかでとてもよい。打たせ水ボタンを押せば、滝のように勢いよく水が落ちてきて、快感に溺れることができる。

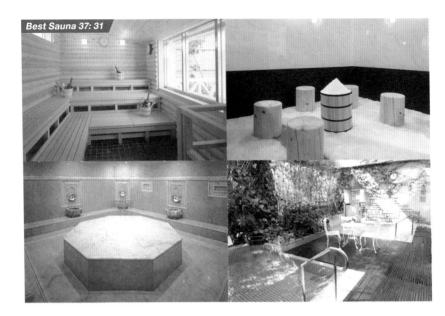

兵庫・神戸

神戸サウナ&スパ

ロウリュ回数はおそらく日本一！
都会の真ん中とは思えない癒やし空間

本場フィンランドを追求したサウナ&ス
パ。メインのサウナでは、20分おき、1
日合計61回もロウリュが行われる。こ
の回数はおそらく日本一！ 1日5回、2
人のスタッフが行う「ダイナミックロウ
リュ」は大盛況。その他、セルフロウリュ
ができてヴィヒタも用意してあるフィン
ランドサウナや、天然塩を贅沢に使っ
た塩サウナ、大理石造りのトルコ式岩
盤浴・ハマームがある。水風呂は露天
（水温11.7℃設定）と室内（17℃設定）
に2つあり、露天水風呂から、木製ととの
いの椅子での外気浴が最高に気持ち
いい。カプセルホテルも併設している
ので、そのまま泊まれるのも嬉しい。

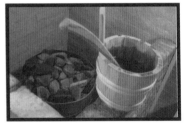

サウナの種類 **4種類**（レディススパには2種類）	入館対象 **男性**（同ビル内にレディススパあり）

●営業時間：24時間営業
●定休日：年中無休
●料金（税込）：フリータイム 2,700円
学生割引、各種割引コースなど深夜料金
あり

■兵庫県神戸市中央区下山手通2-2-10
■アクセス：地下鉄・阪急「三宮駅」から徒歩
1〜3分、JR「三ノ宮駅」から徒歩5分
■TEL: 078-322-1126
■HP: http://www.kobe-sauna.co.jp/

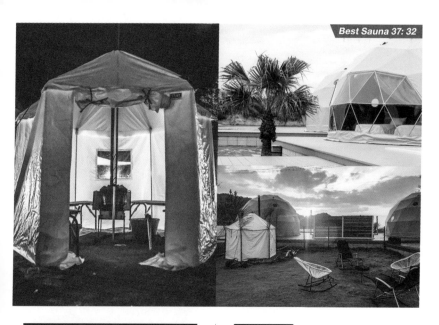

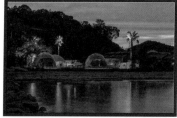

サウナ の種類	**1種類** （テントサウナ）	入館 対象	**男性・女性**

●**営業時間**: 通常9時〜21時（サウナの利用時間は15時〜21時）※時間外のご利用の場合は要問い合わせ ●**定休日**: 毎週月曜日 ※月曜日が祭日の際は翌火曜日が休館日 ●**料金（税込）**: サウナはご宿泊のお客様のみ利用可。1泊（1人）15,000円〜

■香川県香川郡直島町2182
■**アクセス**: 宇野港から宮浦港までフェリーで20分、宮浦港から徒歩10分
■**TEL**: 0878-13-3177
■**HP**: https://sanamane.jp/

香川・直島

SANA MANE

アートの聖地で
テントサウナから海へダイブ

瀬戸内国際芸術祭の舞台に選ばれ、現代アートの聖地として注目を集める「直島」。瀬戸内海に育まれた大自然と現代アートが絶妙なバランスで融合する、他では味わえない幻想的な景観。「SANA MANE」はそんな魅力溢れる直島の自然豊かで希少な海岸沿いに、ゆったりと佇むリゾート型グランピング施設だ。寄せては返す波の音に耳を傾け、柔らかな風を肌で感じ、星降る夜空を目に焼き付ける……そんな幻想的な時間と空間の中に現れたフィンランド式テントサウナ。セルフロウリュでしっかり汗を流したら、水風呂の替わりに海へダイブ！

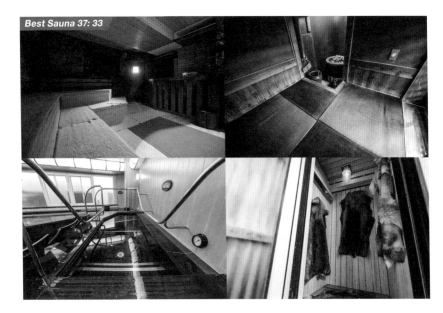

福岡・博多

ウェルビー福岡

シングルの水風呂が味わえる
冷却刺激天国

革新的なサウナを生み出し続けるウェルビーグループの福岡店。「木の宝石」と呼ばれるケロ材を使用したサウナや、ウェルビー今池のページ（180P）でも紹介した1人用サウナ「からふろ」、そしてラップランドの環境を再現した−25度を超える「アイスサウナ」などバラエティ豊かなサウナが楽しめる。

しかし、ここの特筆すべき点はやっぱり水風呂！水温5℃の強冷水風呂と、水温20℃の弱冷水風呂がある。シングル（水温一桁）水風呂の突き抜けるようなヤバイ刺激を楽しめるようになれば、あなたももうサウナジャンキーだ。

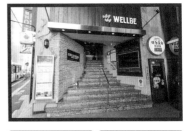

サウナ の種類	**3種類** (アイスサウナ含む)	入館 対象	**男性専用**

●**営業時間**: 24時間営業
●**定休日**: 年中無休
●**料金（税込）**:
一般料金 2,420円、学割 1,720円
2時間 1,710円、早朝 1,400円
会員割引あり、深夜料金あり

■福岡県福岡市博多区祇園町8-12 ロータリー大和ビル2F
■**アクセス**: JR「博多駅」から徒歩10分、地下鉄「中洲川端駅」から徒歩10分
■**TEL**: 092-291-1009
■**HP**: https://www.wellbe.co.jp/fukuoka/

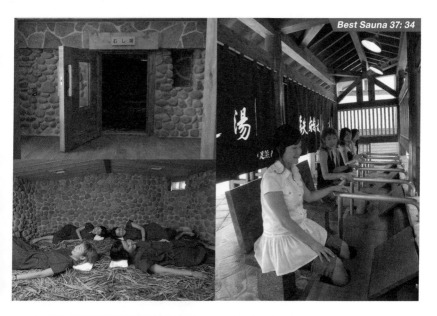

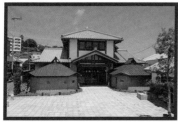

鉄輪むし湯

かんなわ

石室の異空間は
まるで天然のスチームサウナ

サウナの種類	**1種類**	入館対象	**男性・女性**

- ●営業時間: 6時30分〜 20時 (最終受付19時30分)
- ●定休日: 第4木曜日 (祝日の場合は翌日)
- ●料金 (税込): むし湯520円 (足むしは無料)、レンタル浴衣220円、Tシャツ短パン持参可能

■別府市鉄輪上1組
■アクセス: JR「別府駅」から車で約15分、バスで20〜30分「鉄輪」下車
■TEL: 0977-67-3880
■HP: https://www.city.beppu.oita.jp/sisetu/shieionsen/detail11.html

鎌倉時代の建治2年 (1276年) に一遍上人によって創設されたと言われる、世界のサウナの原点を感じられるむし湯。1m四方の木戸を開けて中に入ると、そこは8畳ほどの石室。温泉で熱せられた床の上には石菖 (せきしょう) という清流沿いにしか群生しない薬草が敷きつめられていて、その上に横たわる。薬草のいい香りが全体に広がる異空間で、下からの蒸気で蒸されていると、世界中の人が、古来こんな風にサウナを楽しんでいたのだろうなぁと思いを巡らせられる。8分から10分……この瞑想感は病みつきになる。

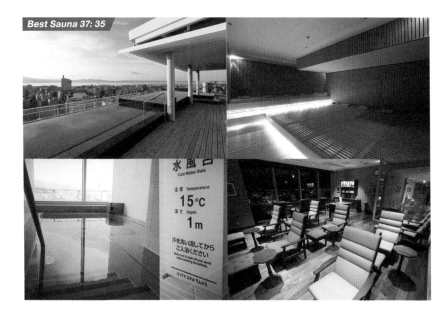

CITY SPA てんくう

空、山、海、街
大分の絶景に溶けながら

20階にあるサウナ、21階にある天空露天風呂。地上80m、大分の豊かな海と山、街、そして空を見渡せる圧倒的な開放感がやばい。オススメは香花石を使ったフィンランドサウナ。ぜひ最上段の3段目の奥に。窓から見事な絶景が拝める。テレビがないので、心が落ち着いてとても心地よい。水風呂は水温15℃。キリッとした冷たさで深さもある。しかも大きな窓があるので、絶景を見ながらクールダウンできる。水風呂を出たら、天国へ続く階段へ。上った先にはテラススペースと天空露天風呂がある。ラストはこの天国とも言えるスペースでデッキチェアに寝転んで休憩……最高だ。

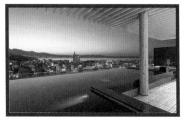

サウナの種類	3種類 (ヒーリングスパ含む)

入館対象	男性・女性

●**営業時間:** 11時〜24時
●**定休日:** 年中無休（メンテナンスのため、年2回休館あり）
●**料金（税込）:** 入浴プラン大人1,600円、小人900円（3歳以上〜小学生）、ヒーリングプラン2,000円（中学生以上）

■大分県大分市要町1-14 JR大分駅直結 JRおおいたシティ 19F—21F
■**アクセス:** JR「大分駅」改札口を出て左へ。府内中央口（北口）を出て右手にある直通エレベーターで19F受付へ。
■**TEL:** 097-513-2641
■**HP:** http://www.cityspatenku.jp/

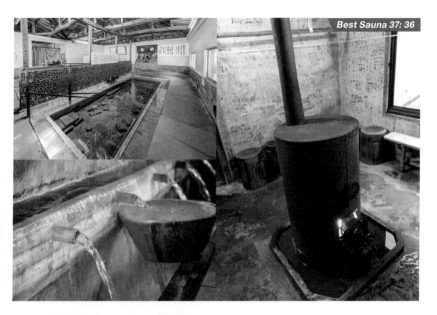

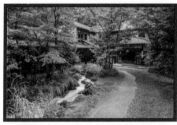

サウナ の種類	**なし** （暖房室のみ）	入館 対象	**男性・女性** （男女混浴、水着用）

● 営業時間: 9時～17時（16時最終受付）
● 受付日: 7/1 ～ 9/30までの木曜日～火曜日のみ受付
● 料金（税込）: 冷泉入浴料1時間700円、2時間1,000円、4時間（半日）1,500円、8時間（1日）2,000円

■ 大分県玖珠郡九重町田野257番地
■ アクセス: 福岡から2時間、熊本から2時間湯布院から40分、九重I.Cから25分
■ TEL: 0973-79-2124
■ HP: http://kannojigoku.jp/

大分・九重

寒の地獄旅館

寒の地獄
それは水風呂の聖地

ここはある意味番外編。だってサウナがないんだもん。でもどうしても紹介したい！ 全国でも珍しい自然湧水の冷たい温泉「冷泉」がある江戸末期開湯の秘湯。気になる水温は13～14℃、キンキンだ。もちろんかけ流し。男女混浴で水着OK。10～30分ほど入浴し、ストーブで50℃ほどに温められた暖房室で体を温めて、また冷泉に入る……を4、5回繰り返すのがいいとされている。冷泉入浴が解禁になるのは夏季のみだが、ここに来るサウナーは皆、「サウナがあれば日本一になるのに」と思っている神聖な場所。日本一の水風呂はここではないかと度々議論に上がっている。

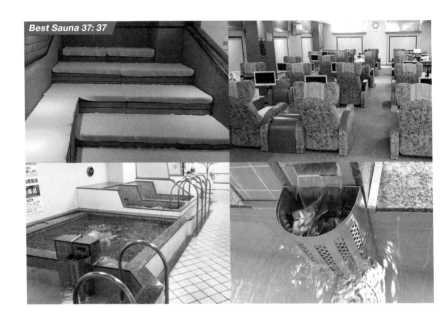

長崎・佐世保

カプセルホテル サウナサン

足湯のあるサウナ室で
支配人の愛と想いと熱波を浴びる

僕が大好きな熱波師、アウフグース九州
チャンピオンの足立琢哉さんが支配人
を務めるサウナ。足立さんの美人お姉
さんも食堂にいる！ 足立家のサウナへ
の愛とサウナーへの想いを感じる名店
だ。約4分おきにオートロウリュがある
サウナ室には、なんと足湯が！ これが
大好き。そのおかげもあってか、温度と
湿度のバランスが良く、あっという間に
汗が出る。水風呂は水温13℃前後だ
が、竹炭でろ過しているので水が柔らか
く、まろやかに冷たいという印象。ロウ
リュ（アウフグース）は、毎週木・土・日の
14時・17時・21時の3回開催とのこと。
一度は足立さんの熱波を浴びるべし。

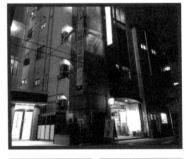

サウナの種類	2種類	入館対象	男性専用

●営業時間：24時間営業
●定休日：年中無休
●料金（税込）：
昼 間（5時〜17時）2,250円、夜 間（17時
〜5時）2,470円、会員（終日）1,540円
深夜加算料金あり

■長崎県佐世保市塩浜町6-15
■アクセス：JR「佐世保駅」から徒歩7分
■TEL: 0956-23-3000
■HP: http://www.sauna-sun.com/

HAVE A NICE SAUNA TRIP!

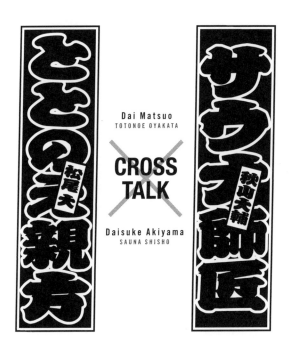

Dai Matsuo
TOTONOE OYAKATA

CROSS
TALK

Daisuke Akiyama
SAUNA SHISHO

"日本のサウナは、世界一になる"

対談

ととのえ親方《松尾大》× サウナ師匠《秋山大輔》

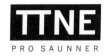

Dai Matsuo
TOTONOE OYAKATA

CROSS
TALK

Daisuke Akiyama
SAUNA SHISHO

この本の締めくくりは……
一緒に世界中のサウナを巡るベストサフレであり、
サウナー専用ブランドTTNEを一緒に立ち上げ、
運営してる相方でもある
「サウナ師匠」こと秋山大輔（130P参照）との対談で!!

2人の出会いから、TTNE誕生秘話、
サウナ界のレジェンドたちとの関係、
そしてサウナへの想い＆未来まで。
サウナ界のドルチェ＆ガッバーナ（!?）こと、
ととのえ親方＆サウナ師匠のセッションをお楽しみください。

Saunner

2人の出会い、そしてサウナー専用ブランド「TTNE」誕生

親方　俺たち2人が出会ったきっかけは、ケンジ（小橋賢児/138P参照）だよね。
もともとケンジから、**「面白いサウナーがいるよ」**と聞いてた。

師匠　「北にもいる」って聞いてて、北にもいるのかって（笑）。

親方　ケンジと大輔が、札幌に同じタイミングに来る時があって。
俺とケンジが「ジンギスカンだるま」の前で待ってたわけ。あそこ行列できるから。そしたら大輔が現れて、「サウナーの大ちゃん」と紹介されたんだよな。

師匠　親方が「だるま」を予約してくれて、一緒に飯食おうってなって。
俺とケンジはニコーリフレでサウナに入って、直後にジンギスカン食べに行ったんだよ。
そしたらそこにいたの。**「東京からそんなに有名なサウナーが来てるなら、一緒に入らないわけにはいかないだろう」**っていわれて（笑）。お会計が終わったらそのままJRタワーのサウナ（スカイリゾートスパ・プラウブラン）に連れて行かれて。2時間以内に2施設。サウナ→飯→サウナ（笑）。

親方　あれ、面白かったよね。

師匠　ジンギスカンの後にサウナって、ニオイも取れるからいいしね。
あれは……一緒にサ旅をしたのが2017年だから、2016年か2015年頃かな。とにかく、2回連続でサウナに入るって人生でなかったから。今でこそ1日に何回も入るけど。その頃はまだ笑えるというか。**「サウナに入って、飯食って、また入るの？」**みたいな。

親方　2度目のサウナに行った時。「あそこのサウナがいい」とかサウナ

の話をバーッとしゃべってたら、向かいの奥に座ってた紳士風な人がいきなり話しかけてきてね。「もしかしてプロの方ですか?」って(笑)。

師匠　しかもちょっと蒸気があったから、きれいに見えない感じで。奥から人影と、**「もしかしてプロの方ですか?」**って響きだけが聞こえてきた(笑)。

親方　俺も大輔も「えっ」ってなって、「……そうです」とかいっちゃって。「今サウナ旅に来てるんです。いろいろ入りに来たんですよ」「札幌のオススメサウナを教えてください」とか聞かれたりしてたら、その人が小学館で『サウナ―』っていうムック本を作った人だった。**フルチンで名刺交換して(笑)。**
その頃はTTNEもまだないからさ。今思えば、面白いきっかけだったね。なんか「サウナを通じた面白い出会いってあるんだな」って感じた。

師匠　その時はまだ、俺は東京で、親方は札幌で、それぞれいろんな人にサウナを教えてたりしてた。自分もサウナが好きだし、サウナを通じて啓蒙していこうみたいなのって、小さい規模でちょこちょこやってるくらいだったからね。「教えて」っていわれなくても教えるみたいな(笑)。無理やりサウナに連れて行くっていう。飯行く前に「ちょっと空いてる?」って。

親方　2回目に会ったのも、きっかけはケンジだったね。突然電話かけてきたのよ。「親方、コペンハーゲン一緒に行かない?」って。コペンハーゲンだけだとつまんないし、サウナの本場・フィンランドがいいんだけどなと思って、「大輔は行けないの?」っていったら、「そういうと思った」と。

師匠　俺も「ULTRA JAPAN※」の仕事をケンジと一緒にやってて、ケンジたちがその仕事で本国の人たちとイビサに行って話すというのは知っていたんだけど、俺がそれに付き合ってもな……と思っていて。ヨー

ロッパ行くならフィンランド行きたいなと思ってたからさ。

あいつが裏でやりくりして俺たちをつなげてくれたんだよね。感覚的かもしれないけどね。

それで、最初に合流したのがどこだっけ？　あ、そうだ、フィンランドだ！

親方　覚えてる。サブウェイかなんかがある上のところ。**1年ぶりくらいに、フィンランドで再会（笑）。**

それで、フィンランドからぐるぐるまわって5カ国旅した。結構ゲラゲラ笑いながらだったな。朝から晩まで入れるサウナを探して、どんどん入っていく。1日3、4軒とか。デンマークにいる時なんて、**タクシー乗ってたらいきなりスウェーデンに入ってたり（笑）。**

師匠　**「あれ、国境じゃね!?」**みたいな。デンマークにはサウナがあんまりなくて、グーグルマップで調べて、タクシーに乗ってたら国境（笑）。

今でも覚えてるのは、バスに乗ったけど、スウェーデンに入ったらお金が違ってて。**「マジでお金持ってない」**とかいってたらタダにしてもらえた**（笑）。**

親方　何カ国もサウナだけが目的でまわる旅をする人ってほとんどいなかった。サウナ業界にはいたけどね。俺たちは職業じゃないから、ただの無駄遣いじゃん！　趣味だもん（笑）。

師匠　とにかく2人でチャリ乗って。

今でも覚えてるけど、チャリで移動している時に、親方が**「ここ（胸元）にSaunnerっていうボックスロゴがあるTシャツがほしいんだよね、俺」**とかいいだして（笑）。

※ULTRA JAPAN

アメリカのマイアミで開催されている世界最大級の音楽フェスティバル「ULTRA」。2014年に「ULTRA JAPAN」として日本に上陸。日本を代表する都市型ダンスミュージック・フェスとなっている。

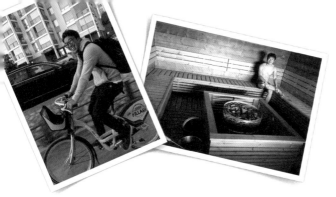

すぐに東京にいる後輩のデザイナーに「ロゴ作れるか?」って聞いたら、すぐデザインを送ってきて。見せたら、「それ!」ってなったの。

現地にいる時にどんどん進んでいったんだよね。**チャリ漕ぎながらアイデアが出て、次のサウナに入って出てきた頃にはもうデザインがあった。**「Tシャツなんかすぐできるよ、そんなもん」みたいになって。「じゃあ、すぐ作ろうよ」って。販売とかは考えていなくて、ただ自分たちが着たいだけ。

親方 「それ、いくらあればできんの?」「20万あればできんじゃない?」みたいな感じだったから、すぐ作って。「高いTシャツ買ったと思えばいいか」みたいな。

それで、旅の途中で、**「これ、ブランドみたいにしても面白いかもな」**みたいになってきて。

師匠 「ブランド名どうする?」っていったら、「TTNE」っていわれて。「何それ?」っていったら、「ととのえ」って。自分に寄せてきた(笑)。

親方 もうその頃、「ととのえ親方」と呼ばれてたからね。俺は大輔と会う前から、テントサウナとか、札幌のニコーリフレのPRの手伝いをしてたから。

あの時、**「サーファーにはサーファーのブランドがあるのに、なんでサウナーのブランドはないんだ」**って話をしながら、超爆笑してたな。「たしかに!」とかいいながら。

師匠　いってたわ。「スケーターにはあるのに！」とか。
俺たち何着ればいいんだよって。裸だろ（笑）。

親方　「サウナーで着たい人いっぱいいるんじゃない？」っていうのが
きっかけだった。どうせブランドやるなら、THE NORTH FACEとか
patagoniaみたいになれたらいいな、みたいな感じがあって。あれも登
山している中でできたブランドじゃん。2人で旅に行って。あんな感じ
でサウナのブランドができたら面白いじゃんって。
ファッションに近づけるっていうのが、その時は世界的にもそんなにな
かったんだよね。サウナストーブやバスタオルはあったけど、サウナのT
シャツを作っているブランドなんてほぼない状態。しかもサウナ文化と
まったく関係ないやつらが、作っていくっていうのはね。
サウナストーブとか、サウナ室を作ってる施工会社がやるならわかるん
だけど、ただのサウナーが、何も作ってないのに、ブランドだけ作るって
いう（笑）。

師匠　フィンランド最終日、とことんサウナに入って。大聖堂の階段の
一番上で、夕陽が沈む中、「2人情熱大陸」みたいになって……（笑）。「親
方！ サウナは自然の要素からできてるよ。火でしょ、石でしょ、水で
しょ。ほら風も吹いてきてる」とかいって（笑）。
そこで2人で、**「サウナ界のTHE NORTH FACEとpatagoniaになろ
う」**と誓い合った。

親方　なんかビビッときたというか、
体で感じた。「これ、なんか起こりそ
うだぞ」っていうのが明確になった。

師匠　サウナをまわっている最
中は必死だったから、整理する

時間がなくてね。最終日は飛行機まで時間が
あったりして、最後、階段の上で話している時
にビビッときて。それで、帰って1カ月で発表し
たんだよね。9月末くらいに旅をして、**11月
11日の「ととのえの日」に発表！ サウナー専
用ブランド「TTNE」がデビュー！** みたいな。

親方 しかもそれが、『WWD』や『ファッ
ションスナップ』に取り上げられちゃった
わけよ。今までのサウナはおっちゃんの
文化だったのが、いきなりファッションから来たやつら
がいるぞって。得体が知れないよね。しかも11月11日を「ととの
えの日」として、勝手に制定して。3月7日は「サウナの日」。そこに行っ
ても面白くないじゃん。だから、自分たちで記念日を作っちゃって。

師匠 ゆくゆくはその日が「サウナシュラン」の発表の日になって、今で
は11月11日はサウナ界で新しい何かを発表するタイミングみたいになり
つつあるけど。その時は自分たちのブランドを知ってもらうためだった
ね。まず「ととのう」を知らないんだもん、その時。サウナーという言
葉もみんな知らないし。

親方 マンガ『サ道』も出てたけど、サウナはインスタでアップするよう
な文化じゃなくて、Twitter文化だったの。Twitter派とインスタ派がい
て、やっている層が違うじゃない？ 俺らはインスタ層だったんだよね。

師匠 とにかく海外はインスタ映えするサウナが多かったから、実際に
旅をしながら写真をアップしてた。この行為が後々、コロナのシモキタ
サウナ※を生むんだよ。

親方 いろんなものにつながっていったよね。

師匠　日記みたいにアップしていかないと、どこ行ったか俺らもわかんなくなるし。

その時は、一部のサウナーからは「ととのえ親方」「サウナ師匠」といわれてて。インスタを見て、**「ととのえ親方とサウナ師匠がフィンランドのサウナに行きまくってるぞ。気が狂ったか!」**みたいな (笑)。

そのインスタをコロナの代理店の人が見て、連絡が来たんだよね。「コロナの冬の施策に提案していいかな?」って。それですぐ、「やりましょう!」って。よくわかんないけど (笑)。

親方　大輔は「東京ガールズコレクション」とか「ULTRA」とかイベントをバンバンやってたからね。

師匠　俺が湖に飛び込むのを後ろから撮ってもらうっていうのをずっとやってて。その写真を見て連絡がきたんだよね。

親方　「なんなんだ?　今までファッション界にいた人間が、フィンランドの湖にバシャバシャ入ってるぞ」って (笑)。

師匠　仕事辞めたと思われたもん。一時期、イベントの仕事が全然来なくなって (笑)。「だって、サウナでしょ?」って。ある日、家に帰ったら奥さんから、「今日友だちに**『旦那さんはサウナのなんなの?』**って聞かれたんだけど、なんて答えたらいいの?」っていわれて。俺も言葉に詰まっちゃって (笑)。

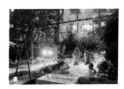

※コロナのシモキタサウナ
TTNEがプロデュースした「CORONA WINTER SAUNA SHIMO KITAZAWA」。屋外に特別設置されたテントで、サウナの本場フィンランド式のロウリュを体験でき、たっぷり汗をかいた後、併設された水風呂、そして外気浴を、真冬の下北沢のど真ん中で楽しむ屋外サウナイベント。

親方　なんのお金にもならない期間が2年くらいあったな。まあビジネスとして成立させようと思ってなかったけど。

師匠　親方が「ほしい！」っていうから、「作る！」って作ってみたら、まわりの人たちが「それ、ほしい！」ってなって。まだECサイトもなかったから、最初はそれぞれのオフィスで手売りしていたよね。ブランドを発表した後も、「師匠や親方から直接買いたい」っていう要望が結構あったからね。一時メチャクチャめんどくさかったもん（笑）。

親方　日に日に本業の方の社員が疲弊していくっていう（笑）。「私たち、関係ない仕事させられて、どうなるんだろう……」って。それで、その1年後くらいにTTNEを会社にした。

師匠　いろいろ作ってくれとか、相談が多くなってきて。でも、2人とも会社が違うから、それぞれの名刺を出すと、「どういう経緯ですか？」って必ずなる。「振り込みはどっちにする？」とか。

親方　あの頃は、「サウナに恩返しだ」って本当にいってて。かっこつけてたわけではなくて。熱だけだからさ。最初は**「サウナにもらってばっかりだから、恩返ししないとな」**っていって、「サウナに恩返しって、何よ？」って超爆笑してたな（笑）。

師匠　超疲れてる時とか、二日酔いの時とか、サウナに救われてる人は多いからね。裏にそれはあるけど、「恩返し」って言葉が笑えたな（笑）。

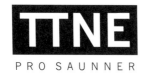

TTNE　https://www.ttne.co/

レジェンドたちは同志。「旅」でつながる縁。

親方 タナカカツキさんとか、濡れ頭巾ちゃん※とか、サウナ界のレジェンドたちとの出会いにも恵まれたよね。

はじめの頃は、レジェンドたちとつながっていなかったからできたこともあるけどね。「サウナシュラン」みたいなサウナ施設のランク付けなんて、普通は大手広告サイトがやることだからね。サウナ施設ではできない。日本サウナ・スパ協会※も、協会に入っていないところを選別するってなかなか難しいし。そうなると、**俺らみたいな勝手なやつらしかできない。しがらみがないから逆にできる**っていうか。「ミシュラン」もタイヤ会社がやってるからレストランの評価ができるわけで。まったく関係ないところがいかないと、できないよね。

サウナシュランを発表した後くらいかな、タナカカツキさんや濡れ頭巾ちゃんとつながったのは。もちろん、2人のことはずっと知ってたけどね。

師匠 そもそも9月に旅に行って、11月にブランド「TTNE」を発表して。その裏では、インスタきっかけでコロナの仕事がはじまってたからね。いきなり俺たちに仕事が（笑）。

洞爺湖でモデルを入れてサウナのCMを撮るコロナのウェブCM※の施策と、キャンペーンで当たった人たちが下北沢でサウナに入るイベントの2軸がボンときた。

若い女の子2人と男の子3人のモデルたちが、キャーキャーいいながらサウナに入って、湖に飛び込んで、コロナを飲むっていう映像（CM）なんだけどね。その頃は思いっきりおじさんの文化でしかないから。その時

※**濡れ頭巾ちゃん**　https://ameblo.jp/spasaunalove
全国のスパ・サウナ施設をめぐり、独自の目線で検証するブログ「サウナ,水風呂,大好き 湯守日記」の執筆者であるサウナ界のトップサウナー。

※**日本サウナ・スパ協会**　https://www.sauna.or.jp
日本におけるサウナ営業者の資質の向上、サウナに関する正しい知識の普及ほか、健全なサウナ事業の発展と育成、さらには環境衛生の向上に寄与することを目的に設立された協会。

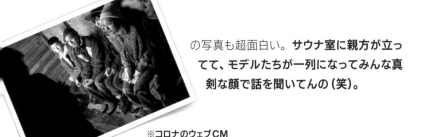

の写真も超面白い。**サウナ室に親方が立ってて、モデルたちが一列になってみんな真剣な顔で話を聞いてんの (笑)。**

※コロナのウェブCM
「CORONA WINTER ESCAPE」: **https://youtu.be/c_uMGONrMJg**

親方 「サウナというのはね……」とか「水風呂の向こう側があるんだよ」って (笑)。
あれでイメージがバコンと変わったんだよね。「サウナでそんなことできるんだ!」って。
今、いろんな広告代理店の人と話すけど、あの映像を見て話がくるもんね。イベントにも若い男女、イケてるやつらが来て、サウナと水風呂で遊んでる。

師匠 12〜3月くらいの一番寒い時期に裸とか水着でビールを飲むっていうこと自体が衝撃だったんだよ、たぶん。今はフィンランドにそういう習慣があるってわかるけど、俺たちも実際にやってびっくりしてたくらいだから (笑)。
それから、俺たちがやるイベントにレジェンドたちが来てくれたりもして。日本サウナ・スパ協会の人とか。その時はまだ知らなくて……。その後で、2人で協会まで行ったよね?

親方 行った! 何しに行ったんだっけ? とりあえず会いに行ったんだっけ?

師匠 とりあえず会いに行ってみようしかなかったかもね、今考えると。タナカカツキさんと一緒に行くフィンランドツアー※に参加した時も、俺はまだ会ったことがない状態だったから。

親方 俺はイベントで1回会ってたけど。

コロナのCMやイベントをきっかけに、**「サウナ界に変なやつらが出てきたぞ」**と話題になっていった。それでイベントに呼ばれたりする中で、レジェンドの方々との融合が結構あって。

濡れ頭巾ちゃんが書いてる『湯守日記』っていうブログが面白くて、よく読んでて。それで、何かのイベントでそれぞれ呼ばれて、一緒に登壇して、パネラーとして話をした。濡れ頭巾ちゃんは日本の面白いサウナを紹介してて、俺は世界のサウナや不思議なサウナの話をして。

師匠 俺、ウェルビーの社長の米田さん※に会いに行ったの覚えてる？　新幹線に乗って。

サウナプロデュースの依頼はきていて、すでにやることは決まってたけど、業界のこともサウナの作り方もまったくわからないから、**「サウナの作り方わかんないんですけど」**って（笑）。会いに行って、昼飯にひつまぶしをおごってもらって。いろいろ教えてもらったんだよね。

そういう人たちにいろいろ教えてもらって、自分たちなりにポイントをつかみながら作っていったのがシモキタサウナ。

親方 どんな業界でもそうだけど、人のピラミッドみたいなもので、三角形のトップの方にいくと、トップにいる人間同士が会うことになっていく。提供する側は提供する人たちと、利用する側は利用する人たちと会うようになっていく。ああいうのって面白いよね。類は友を呼ぶというか。

※フィンランドツアー
タナカカツキさんが同行＆プロデュースするフィンランドツアー。本格的サウナ体験を求めて旅する、サウナーに贈るサウナーのためのツアー。「北欧旅行 フィンツアー」が企画。2019年4月の初開催の際に2人は参加している。

※ウェルビーの社長の米田さん
創業60年を超えるサウナ＆スパのパイオニア的存在「株式会社ウェルビー」代表取締役・米田行孝さん。「公益社団法人 日本サウナ・スパ協会」の専務理事も務めるサウナ界のゴッドファーザー。ドラマ『サ道』第7話に登場。

師匠　実際サウナのことを全然わかってなかったし、レジェンドたちにもそう思われていたと思う。でも、いざこざはまったくなかったよね。むしろタナカカツキさんは、「面白いやつらがいます」って紹介してくれてたらしいからね。

一緒にサウナツアーに行って帰ってきた時、サウナフェス※の会議で、**「面白いやつらを見つけてきた。サウナフェスを彼らに任せよう」**ってみんなにいってくれて。「大丈夫かそいつら？」って反対もすごくあったらしいけど（笑）。

親方　懐が深いなって思うよね。

師匠　でもよくよく聞くと、レジェンドたちは、「今（の日本のサウナ）をよし」としてやってきたというよりは、「今をよしとしてなくて」集まっているんだよね。だから根っこは俺たちと一緒。

親方　カツキさんとか日本サウナ・スパ協会の人たちが集まったFSC（フィンランドサウナクラブ）※も、日本のサウナ文化がフィンランドと違う伝わり方をしているという懸念があって、本物のサウナを広める目的でやってるから、実は反逆児なのかもね。

師匠　彼らがフィンランドのサウナを視察して、「これは広めた方がいい」っていうのがはじまり。俺たちがやる10年前に、まったく同じことをやってるんだよ。カツキさんはマンガ、濡れ頭巾ちゃんはブログやテレビ、ウェルビーの米田さんは自分の施設にフィンランド式をどんどん入れてってるし。「考え方は一緒ですね」って。

親方　それに気づいたのは、カツキさんとしゃべってた時。**「実は、親方たちとやりたいことは同じなんだよ」**って。

師匠　都会のど真ん中でいきなりサウナイベントやったりして、かわい

い子、かっこいい子たちが「サウナ、サウナ」いいだしたぞってところに、面白みを感じてくれたのかもね。

親方　可能性を感じてくれたのかもね。とにかくチンプンカンプン、とんちんかんな状態で会いに行ったりしてたから。今でも覚えてるけど、日本サウナ・スパ協会に行った時に「君たちすごいな」っていわれたよね（笑）。

師匠　協会にはじめて行った時に、「情報があったら随時くれ、ホームページでアップするから」って。俺たちが聞きに行ったんだけど（笑）。

親方　「古いやつらは関係ない」って、まったく思ってなかったもんね。普通はあるじゃん、やっぱり。反逆する部分でいうとさ。カウンターカルチャーというか。

師匠　「彼らがこれをやってるからこれをやる」ではなく、「俺たちなりに楽しいからやる」でやってたから。迷惑をかけないようにした方がいいと思っていたけど、変な意識はしてなかったよね。

親方　びんちゃん（久志尚太郎/136P参照）がパソコンにカツキさんのサインもらってて、めっちゃいいなって思ったもん。うらやましいわって（笑）。

※**サウナフェス**
https://www.saunafesjapan.com/
FSC（フィンランドサウナクラブ）が主催する日本最大級の
サウナイベント「SAUNA FES JAPAN」。2019年からTTNEも協力参加。

※**FSC（フィンランドサウナクラブ）** https://www.fsc37.com/
一般社団法人フィンランドサウナクラブ。フィンランドの伝統的サウナ文化を継承し サウナの本質的価
値を追求するサウナ愛好家による団体。主な活動に日本サウナ祭り（SAUNA FES JAPAN）を主催。

師匠　その時は、いつか会えたらいいなの感覚だったけど。

親方　「サウナイト」っていうイベントで、俺は登壇してしゃべってて、カツキさんはフィンランド観光局のフィンランドツアーの告知で来てたの。そのツアーがめちゃくちゃ面白そうで、俺行きたいって。

師匠　俺も見に行った！

親方　「大輔、あれ行こうぜ」ってね。フィンランドは田舎の方をまわったことはあったけど、サウナのバスがあるっていうからどうしても乗りたくて。それに、カツキさんと1週間くらいずっと一緒にいられるってのも魅力だったよね。

師匠　その時のことを『サ旅　ルカ・ヘルシンキ編』っていうマンガに描いてくれて。ずっと「大輔！」って呼んでいる印象が強かったらしくて、それしか描かれてなかったけど（笑）。
あそこでメッセージとしてあったのは、**「フィンランドのサウナは湿度があって、本物の最高のサウナだな」**ってこと。それはFSCもTTNEも最初に気づいたところ。**「日本に持ち帰らないといけない」**っていうのを描写してくれてると思うんだけど、そういう気遣い半端ないからね、あの人。

親方　そうそう、優しいんだよね。
あれはいい旅だったな。いろんな人に会えて、カツキさんともゆっくり話しできて。

師匠　その時の夕食でサウナフェスの話がちらっとあったんだよね。持ち帰ってくれて、反対されながらも押し切ってくれたのが、去年（2019年）のサウナフェス。

親方　俺らすぐ炎上するじゃん！　炎上っていうか、変なやつに絡まれ

たりするじゃん！　だからカツキさんはTwitter見たことないのかなって思ってた（笑）。

師匠　結構見てるんだよね。「全部見てますよ」っていってたよ（笑）。あのチャンスは大きかったな。サウナ界のレジェンドたちとのつながりもそうだし、横のつながりもできた。「サウナイキタイ」※や「SaunaCamp.」※が何やってるのかとか。でも、「TTNEはタグ付けすると炎上するからやめとけ」って（笑）。

親方　俺らも気を遣ってさ、「俺らと写真撮ると炎上するからやめとけ」って（笑）。
あともう一個。濡れ頭巾ちゃんたちみんなと行った「白銀荘」の旅も印象的だな。静岡の「サウナしきじ」の娘の笹野美紀恵ちゃんとか、サウナのコラムを書いている岩田リョウコとか、横浜スカイスパの社員の人とか、熱波師のエレガント渡会とか…… 12人くらいで白銀荘に行ったやつ。**やっぱり旅ってすごいよ。**

師匠　一緒に旅するってね。

親方　よく考えると、カツキさんもそうだし、濡れ頭巾ちゃんもそうだし。

師匠　サウナを一緒に体験するだけでも仲よくなるけど、あれを連日やるんだからね。

※サウナイキタイ　https://sauna-ikitai.com
全国のサウナ施設、約5000件を網羅した、日本初・日本最大のサウナ検索・ポータルサイト。

※SaunaCamp.　https://saunacamp.net/
キャンプ＆サウナを愛するユニット。モバイルサウナだけのイベント「Sauna Camp Festival」も開催している。

親方　修学旅行みたいなものだもんな。サウナ好きだけが集まってるから、めちゃくちゃ面白くて。俺らも好きだから行くじゃん。変なプライドがあると「なんで行かなきゃいけないの?」ってなるけど、別に関係なく楽しいから行きたい。

師匠　ただサウナが好きで集まってるから、最終地点でもめることはないね。
でも、会うまでは意外と警戒してんだよね。特に俺たちのことを(笑)。
その時くらいから、いろんな人に会うようになったね。

親方　ラジオ(渋谷ラジオ「渋にぃ」※)をはじめたのもあったしね。

師匠　いろんな人をゲストに呼んでね。全然方向性は違うけど、熱波師のサウナ皇帝(井上勝正/48P参照)とかも呼んで。そうしたらあっちも呼んでくれて。ファッションと真逆のプロレスラースタイルなんだけど。そういう行き来ができはじめたのは面白かったね。

親方　**なんか交わってるよね、サウナ界で活動してる人たち同士って。**

師匠　スタイルとしてお互いを認め合っているのはあるかもね。**根っこはサウナが好きってところだし、サウナを楽しめる人が増えたらいいと思っているところは一緒だから。**

親方　逆に俺らもこれから気を付けていかなきゃな。若い人たちに「そんなもんくだらねぇ」とかいっちゃわないように(笑)。

※渋谷ラジオ「渋にぃ」　https://shiburadi.com/
週替わりでテーマを作り、アシスタントパーソナリティやゲストを迎える渋谷二丁目のお兄さんのラジオ「渋にぃ」。FM87.6MHz / 毎週月曜日 朝11:10〜11:55放送。

日本のサウナは、世界一になる！

親方　日本のサウナって、世界一になると思うんだよね。

師匠　俺も同じこと思ってる。

親方　世界の温浴施設でデザインされているところはあるけど、まだそこまで多くはない。フィンランドのデザインされたものは、俺らから見ればかっこいいけど、あの人たちにしたらオーセンティックというか。
もしジャパンクオリティのサウナ文化が根付いたら、**世界中から日本へサウナーたちがやって来る文化になる**ような気がしてる。今は俺らがフィンランドに行ってるけど、逆にフィンランドから日本に来るように。

師匠　東京ガールズコレクションのテーマ「日本のガールズカルチャーを世界へ」をもじって、**「日本のサウナカルチャーを世界へ」**ってよくいってたじゃん。やっぱりフィンランド人をびっくりさせたいんだよ。
最近なぜか俺のインスタ、フィンランド人とかドイツ人のフォロワーが増えてきていて（笑）。ヨーロッパでも、「こいつら面白いことやってんな」って思ってくれてるのかもしれない。
今でもよく覚えてるのは、カツキさんのツアーの帰りのバスで、「さあ、次のサウナは一番いいサウナ行きましょう」という言葉。その「一番いいサウナ」が日本っていうね。カツキさんはフィンランドでも講義とかして伝えてるんだよね。「日本のサウナは、宿泊できて、マンガも読めて、テレビもあって……」って。俺らにとっては当たり前だけど、グローバルスタンダードで見ると、すごく面白いことやってるんだよね、日本のサウナは。泊まれるし、飯食えるし、マンガがあるし。それだけじゃなくて、世界を見て、もう少し取り入れられることはあると思うから。それに気づいちゃったらめちゃくちゃ強いと思う。
まずは「サウナ＝我慢」という意識どうにかしないといけないから、湿度を高くして、心地いいサウナにしていかないとね。そして、ニューヨーク

で見たファッションやトレンド、エンタメ性とかも取り入れてさ。いろいろ融合していくと、すごいものが出来上がるよ！
親方がプロデュースした「おちあいろう」（219P参照）の水風呂の上に設置されたサウナ室のアイデアは、モルディブの水上コテージから引っ張ってきて、そこに千利休の茶室を融合してやったじゃん。

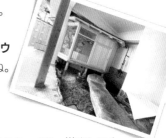

親方　あれ、外国人にすごいウケてるもん（笑）。

師匠　あとは、アロマ水ではなく**ほうじ茶をサウナストーンにかける「ほうじ茶ロウリュ」**とかね。そういった日本ならではの素晴らしい発想がサウナにどんどん出てくると、面白くなってくる。

親方　最近俺は、建築デザイナーと会う機会をめちゃくちゃ増やしてんの。彼らにサウナの重要性を説いて……そして彼らが面白いものを作り出す。絶対すごいことになるから。出てくると思うよ、面白いのが。

師匠　世界的に見て、こんなにパブリックなサウナがある国はないもんね。フィンランドに行っても数えるくらいしかないもん。**パブリックでみんなが入れるサウナは、世界的に見ても日本が圧倒的に多い。**ニューヨークでも7〜8カ所くらいでしょ。すでにこんなにも電気と給排水が整った設備がある**日本にはチャンスしかない。**

親方　1億2000万人しかいない日本に、6000軒のサウナがあるんだよ。

師匠　**「歩けばサウナにあたる」**みたいなね（笑）。デンマークに行った時、国境またがないとなかったんだから！

親方　未来しかないよね。6000軒あればいろんなことができるから。

師匠　**みんなで、日本のサウナを世界に誇れるものに。**

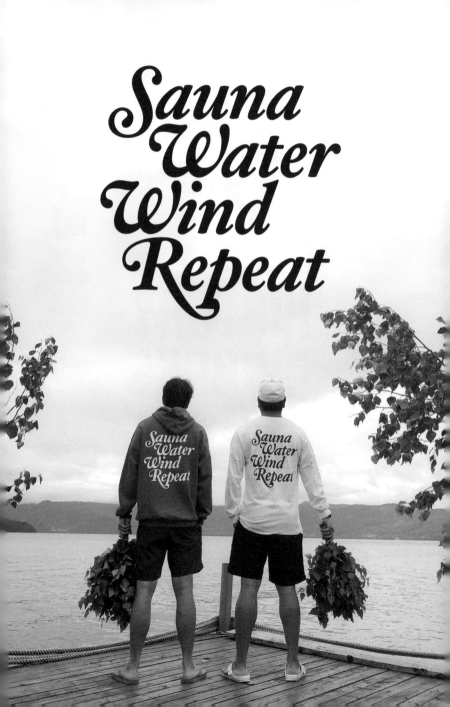

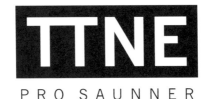

TTNE
PRO SAUNNER

HISTORY AND WORKS

～TTNEの歴史と主な仕事～

Saunner

https://www.ttne.co/

Saunner

2017年	8月	・ヨーロッパサウナツアー敢行（5カ国11サウナ）
	9月	・「サウナ・スパ健康アドバイザー」取得（サウナ師匠）
		・第1回「洞爺湖サウナサミット」（イベント）
	11月	・記念日協会にて「ととのえの日（11月11日）」制定
		・サウナ専門ブランド「TTNE PRO SAUNNER」デビュー
		＊洞爺湖にプライベートロッジサウナ「TTNE SAUNA」をプロデュース（**TTNEサウナ1号**）
		・CORONA×SAUNA CM撮影 in 洞爺湖
	12月	＊CORONA×SAUNA イベント in 下北沢にて日本発「ドームサウナ」をプロデュース（**TTNEサウナ2号**）
		・日本サウナ熱波アウフグース協会「熱波師検定」取得（サウナ師匠）
2018年	4月	・「TTNE × 本田直之×TRUNK(HOTEL) SAUNA PARTY -TRUNK(HOTEL)編-」（イベント）
		・Coca-Cola frozen PR Event テントサウナコーディネート
		・渋谷のラジオ サウナラジオ「サウにぃ」レギュラー番組開始
	5月	＊鎌倉の宿泊施設「ZEN VAGUE」に日本初バレルサウナ「ZEN SAUNA」をプロデュース（**TTNEサウナ3号**）
	7月	・第2回 洞爺湖サウナサミット（イベント）
		・「TTNE×TRUNK(HOTEL) サウナツアー -水上温泉編-」
	8月	・「TTNE×ZEN VAGUE×第70回鎌倉花火大会」（イベント）
	9月	・「TTNE株式会社」設立
		・TTNE POP-UP STORE at DAIKANYAMA T-SITE
		・TTNE POP-UP STORE at SHIBUYA LAND
	10月	・国内サウナツアー敢行（1日5都市7サウナ）
	11月	・ととのえの日（11月11日）に日本発サウナランキングサイト「SAUNACHELIN 2018(サウナシュラン)」ローンチ
		・同日に「Saunner of the Year 2018(サウナーオブザイヤー)」ローンチ
	12月	・ファッション誌「MADURO」サウナ連載スタート（サウナ師匠）
2019年	1月	・「CORONA WINTER SAUNA in SHIMOKITAZAWA」監修（イベント 2ヶ月）
		・ニューヨークサウナツアー敢行（7サウナ）
	2月	・TTNE POP-UP STORE at 二子玉川ライズ蔦屋家電
		＊北海道「知床流氷フェス」にて、日本発「アイスサウナ」をプロデュース（**TTNEサウナ4号**）

2019年	2月	・フィンランド観光局より「フィンランドサウナアンバサダー」を任命
		・日本発サウナ専門学会「日本サウナ学会」発足
	3月	・3月7日(サウナの日)にTTNE×VISIT FINLAND「GIRLS NIGHT SAUNA」イベントを実施
		・TTNE×本田直之氏による「CORONA WINTER SAUNA CLOSING PARTY」イベントを実施
	4月	・GOETHE(ゲーテウェブ)サウナ連載開始(ととのえ親方)
	6月	＊北海道「森のスパリゾート 北海道ホテル」サウナアドバイス(**TTNEサウナ5号**)
		＊北海道「洞爺湖万世閣 ホテルレイクサイドテラス」サウナプロデュース(**TTNEサウナ6号**)
	7月	＊神奈川県葉山町一色海岸海の家「SAIL HUS」に日本発「コンテナサウナ」をプロデュース(**TTNEサウナ7号**)
		＊沖縄県美らSUNビーチ「CORONA SUNSET FESTIVAL 2019」内サウナプロデュース(**TTNEサウナ8号**)
	8月	・札幌のセレクトショップ「MaW」と「TTNE洞爺湖サウナサミット」開催
		・建築デザイナー谷尻誠氏の「THINK」ゲスト登壇(ととのえ親方)
	9月	＊伊豆修善寺の老舗旅館「おちあいろう」、有形文化財の水風呂に浮かぶ茶室サウナプロデュース(**TTNEサウナ9号**)
		・長野フィンランドビレッジ日本最大級のサウナイベント「SAUNA FES JAPAN 2019」プロデュース
		・NHK「あさイチ」にて20分間特集(ととのえ親方)
	11月	・フィンランド観光局×札幌「ニコーリフレ」サウナイベント登壇(ととのえ親方)
		・本田直之氏と共著「人生を変えるサウナ術」出版(ととのえ親方)
		・「SAUNACHELIN 2019(サウナシュラン)」発表
		・「Saunner of the Year 2019(サウナーオブザイヤー)」発表
		・TTNE×本田直之氏による「H Daimyo presents Urban Sauna Lounge in Fukuoka」を実施
		＊千葉グランピング施設「THE FARM」にグランピングサウナプロデュース(**TTNEサウナ10号**)
	12月	＊直島グランピング施設「SANA MANE」にグランピングサウナプロデュース(**TTNEサウナ11号**)
		＊ドラマ「サ道」×TTNE「SKYTREE SAUNA」プロデュース(**TTNEサウナ12号**)

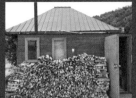

TTNEサウナ1号
「洞爺湖 TTNE SAUNA」
（北海道・洞爺湖）

1

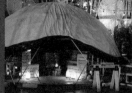

TTNEサウナ2号
「CORONA WINTER SAUNA
SHIMOKITAZAWA」（東京・下北沢）

2

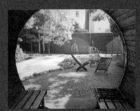

TTNEサウナ3号
「ZEN VAGUE / ZEN SAUNA」
（神奈川・鎌倉）
https://www.zenvague.com/

3

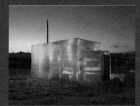

TTNEサウナ4号
「知床流氷フェス / ICE SAUNA」
（北海道・知床）

4

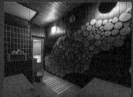

TTNEサウナ5号
「森のスパリゾート 北海道ホテル」
（北海道・帯広）
https://www.hokkaidohotel.co.jp/

5

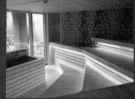

TTNEサウナ6号
「洞爺湖万世閣 ホテルレイクサイドテラス
月の湯」（北海道・洞爺湖）
https://www.toyamanseikaku.jp/spa/

6

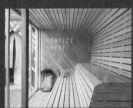

TTNEサウナ7号
「SAIL HUS」（神奈川・葉山）
https://www.sailhus.com/

7

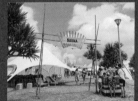

TTNEサウナ8号
「CORONA SUNSET FESTIVAL2019」
（沖縄・美らSUNビーチ）

8

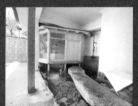

TTNEサウナ9号
「おちあいろう」（静岡・伊豆）
https://www.ochiairo.co.jp/ja-jp

9

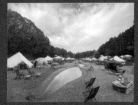

TTNEサウナ10号
「THE FARM / グランピングサウナ」
（千葉・香取）
https://www.thefarm.jp/

10

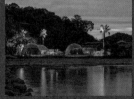

TTNEサウナ11号
「SANA MANE / グランピングサウナ」
（香川・直島）
https://sanamane.jp/

11

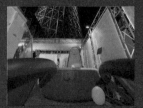

TTNEサウナ12号
「SKYTREE SAUNA」
（東京・押上 東京スカイツリータウン）

12

サウナにハマったあなたへ。
〜サウナ愛をもっと深めるためのオススメサイト〜

■サウナ関連サイト

◉サウナイキタイ　https://sauna-ikitai.com
全国のサウナ施設、約5000件を網羅した、日本初・日本最大のサウナ検索・ポータルサイト。サウナ好きがこだわる様々な検索条件で、サウナ施設を探すことができる。

◉サウナタイム　https://saunatime.jp/
日本初にして日本最大級のサウナ専門口コミサイト。ユーザーが自由にサウナ施設への口コミを投稿することができ、また、サウナに特化した記事を読むこともできる。

◉SaunaCamp.　https://saunacamp.net/
キャンプ&サウナを愛するユニット。テントサウナ遊びの楽しさを伝えるため、日々フィールドとサウナで活動中。モバイルサウナだけのイベント「Sauna Camp Festival」も開催している。

◉TENT SAUNA PARTY　http://tentsaunaparty.com/
自然の中での蒸気浴をメインに身体と精神を整え、健康を目指す新しいパーティ。移動式サウナを楽しむイベントを開催していて、出張サービスなども行っている。

◉フィンランド政府観光局　https://www.visitfinland.com/ja/
サウナ大国・フィンランド政府観光局のオフィシャルサイト。フィンランドの魅力が満載で、「フィンランドの最高のサウナ100」のリストも非常に参考になる。

◉公益社団法人日本サウナ・スパ協会　https://www.sauna.or.jp
サウナに関する正しい知識の普及ほか、健全なサウナ事業の発展と育成、環境衛生の向上に寄与することを目的に設立された協会のオフィシャルサイト。

◉日本サウナ総研　http://saunasoken.jp/
「サウナ(熱気浴/蒸気浴)→冷水浴→外気浴」に関わる全てを対象に専門的な調査研究を行い、かけがえのない価値を実証し、進化させ、振興することにより、世界中の人々の健康と平和に寄与することを目的に活動している。

◉フィンランドサウナクラブ　https://www.fsc37.com/
フィンランドの伝統的サウナ文化を継承し サウナの本質的価値を追求するサウナ愛好家による団体。日本サウナ祭り(SAUNA FES JAPAN)を主催している。

◉SAUNA FES JAPAN　https://www.saunafesjapan.com/
八ヶ岳を一望する湖畔「フィンランドヴィレッジ」で開催されている、国内著名サウナー、サウナブランド、サウナ関連企業が一挙に集結する日本最大級のサウナイベント。

◉タナカカツキ website　https://www.kaerucafe.com/
『バカドリル』『コップのフチ子』などで知られ、日本サウナ・スパ協会の「公認サウナ大使」でもあるマンガ家、プロサウナー・タナカカツキさんのオフィシャルサイト。

◉TTNE PRO SAUNNER　https://www.ttne.co/
サウナーによるサウナーのためのサウナー専門ブランド。サーファーにはサーファーのブランドがあり、スケーターにはスケーターのブランドがある。サウナーにもサウナーのブランドを……。

◉サウナシュラン(SAUNACHELIN)　https://www.saunachelin.com/
毎年11月11日(ととのえの日)に発表されるサウナランキング。様々な業界のプロサウナーが審査委員となり、その年の「今行くべき全国のサウナ施設」上位11位をランキング・表彰している。

■ブログ

◉サウナ,水風呂,大好き湯守日記　https://ameblo.jp/spasaunalove/
トップサウナー・濡れ頭巾ちゃんのサウナ・水風呂で心身をととのえ、酒場に繰り出す日々を綴った日記。世界中のサウナ・スパをめぐり、独自の目線でサウナを検証していて、非常に参考になるブログ。

◉サウナマスター「大阪サウナ風呂」　https://ameblo.jp/saunamaster/
関西、大阪のサウナを日本中に広めた第一人者であり先駆者サウナマスターのブログ。西のカリスマトップサウナー。関西のサウナ情報ではサウナマスターの右に出る者はいない。

◉Saunaで数えるOneからThousand　http://ameblo.jp/saunisuto/
日本全国世界各国のサウナ・温浴施設を愛し、平均週8で通いつめるプロフェッショナル・サウニスト集団、通称「SOT」が運営するサウナを採点しながら紹介しているブログ。

◉saunology　https://saunology.hatenablog.com/
サウナについて調べ、考え、まとめているブログ。知れば知るほど、サウナにはまだまだ謎がある。その謎を解き明かしていくために、サウナについて様々な角度から考察してサウナ理解を深めている。

◉ざっくりととのうサウナ入門　http://zakkurisauna.hateblo.jp/
サウナ初心者向けにサウナについてざっくりとわかるように紹介しているブログ。様々なジャンルの人を扱うサウナーインタビューが面白い。

■WEB連載

◉GOETH「ととのえ親方のサウナ道」https://goetheweb.jp/authors/totonoeoyakata
僕、ととのえ親方のウェブ連載。サウナへの想いから、イベント紹介、サ旅報告、レジェンドとの対談まで、あらゆる角度からサウナの魅力を伝えている。

◉MADURO「サウナ師匠の家族でサウナ」https://maduro-online.jp/621
サウナ師匠・秋山大輔のウェブ連載。「家族で楽しむサウナ」をテーマに、大自然の中のアウトドアサウナから最新NYサウナ事情まで、写真と共にリアルに綴られている。

■instagram

◉桶美(OKB)　https://www.instagram.com/cycroc/
温浴施設愛好家・桶美(おけび)さんのインスタ。僕は「大阪・温冷交代浴界の妖怪」と呼んでいる。大阪に行くときは必ず連絡して、おすすめのサウナを紹介してもらっている。

■Facebook

◉サウナ同好会　https://www.facebook.com/groups/1890903007812507/
プロサウナー達のととのえ部屋。地球上のサウナでととのえ尽くせ！ 全国のプロサウナーの皆さん！ サウナに関する事ドシドシ投稿ください。

著者プロフィール

松尾大（ととのえ親方）

札幌在住。福祉施設やフィットネスクラブを経営する実業家にしてプロサウナー。
世界各地のサウナを渡り歩き、アリゾナの山奥で単身5日間断食断水後のサウナを経
験。その後、海、川、湖、滝、なんと流氷まで水風呂がわりにしてしまうナチュラル派プ
ロサウナーの道へ。札幌を訪れる経営者や著名人をサウナに案内し、"ととのう"状態
に導いてきたことから"ととのえ親方"と呼ばれるように。2017年にはプロサウナーの
専門ブランド「TTNE PRO SAUNNER」を立ち上げ、'19年2月には友人の医師らと
サウナの最適な入り方を提唱する「日本サウナ学会」も設立した。
著書に、本田直之氏との共著『人生を変えるサウナ術』(KADOKAWA) がある。

TTNE　https://www.ttne.co/

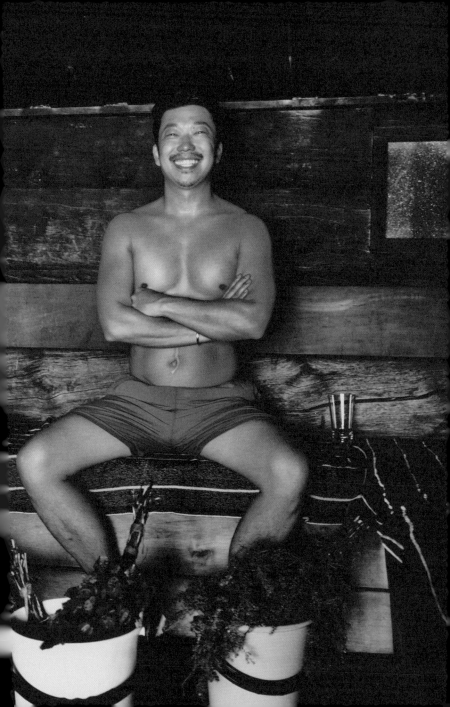

Saunner BOOK

サウナーブック
Saunner BOOK

2020年3月7日　初版発行
2020年4月1日　第2刷発行

著　松尾大（ととのえ親方）

編集　滝本洋平
ブックライター　明日陽樹
デザイン　高橋実

カバーイラスト　タナカカツキ
本文イラスト　ナナホシ
写真　岡村龍弥（23P）

©iStockphoto_beronb, Malkovstock, Karl Andren, Allevinatis, qwerty01, GummyBone,
Alexander Farnsworth, Stefan Dinse, sansara, Iuliia Komarova, ClarkandCompany, nitrub,
Sophie Walster, bbstudio_aad, Diy13, MilanMarkovic, Андрей Глущенко

SPECIAL THANKS

秋山大輔、加藤容崇、神崎万友美、木村英太、斉藤衣恵、菅澤綾子、
タナカカツキ、永田洋平、古川久美子、堀江貴文

印刷・製本　中央精版印刷株式会社

発行者　高橋歩

発行・発売　株式会社A-Works
〒113-0023 東京都文京区向丘 2-14-9
URL：http://www.a-works.gr.jp/　E-MAIL：info@a-works.gr.jp

営業　株式会社サンクチュアリ・パブリッシング
〒113-0023 東京都文京区向丘 2-14-9
TEL：03-5834-2507　FAX：03-5834-2508

Saunner

Saunner

Saunner   Saunner

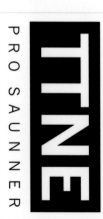

PRO SAUNNER

TTNE

Sauna
Water
Wind
Repeat